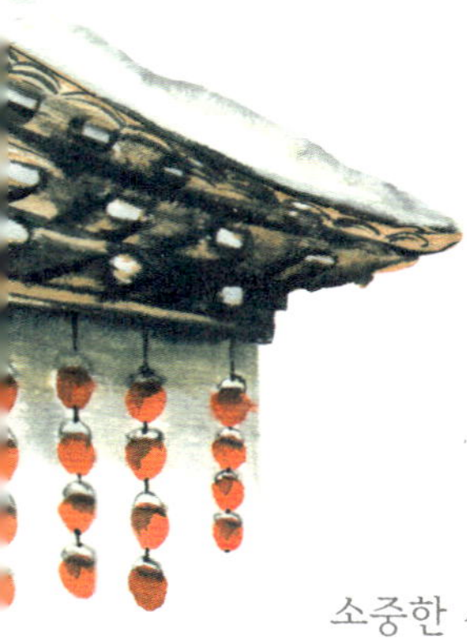

소중한 시간을 함께할 아름다운 동행

치매환자를 위한 기억여행

겨울

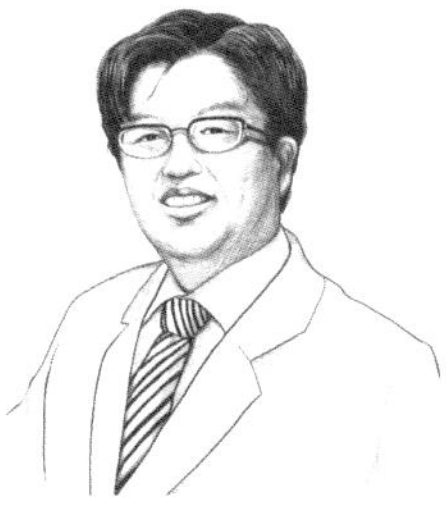

김 기 웅

분당서울대학교병원 치매 및 인지장애센터 책임교수
서울대학교 자연과학대학 뇌인지과학과 교수
중앙치매센터장
한국노년신경정신약물 학회장

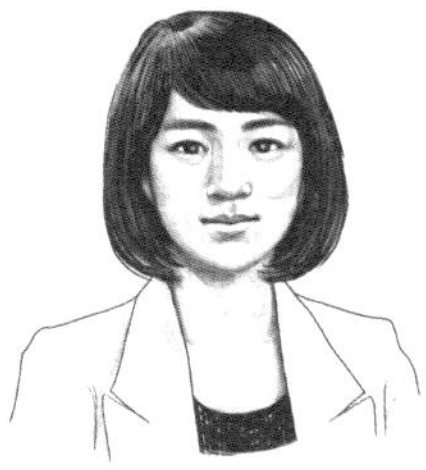

이 정 원

분당서울대학교병원 치매 및 인지장애센터 연구원

치매환자를 위한 기억여행

첫째판 1쇄 인쇄 | 2014년 3월 25일
첫째판 1쇄 발행 | 2014년 4월 10일

지 은 이 김기웅, 이정원
발 행 인 장주연
출 판 기 획 이혜옥
편집디자인 차명원
표지디자인 전선아
일 러 스 트 이혜옥, 문승호, 이호현, 김봉준, 장주희
발 행 처 군자출판사
등록 제 4-139호(1991. 6. 24)
본사 (110-717) 서울특별시 종로구 창경궁로 117 (인의동) 동원빌딩 6층
전화 (02) 762-9194/5 팩스 (02) 764-0209
홈페이지 | www.koonja.co.kr

ISBN 978-89-6278-872-3 세트
정가 100,000원

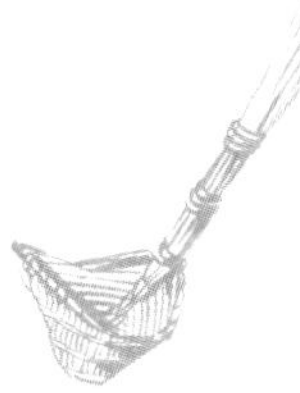

치매환자를 위한

기억여행

겨울

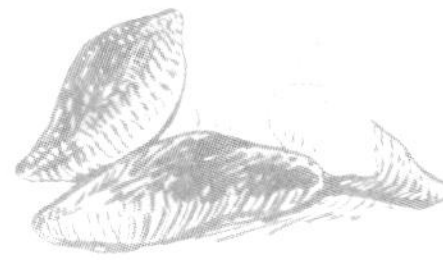

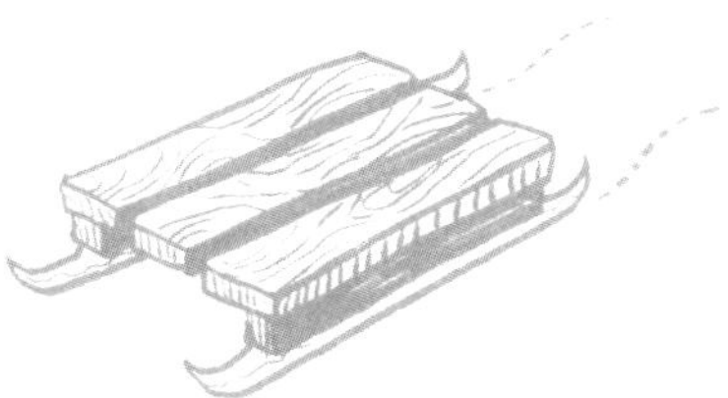

김기웅 | 이정원

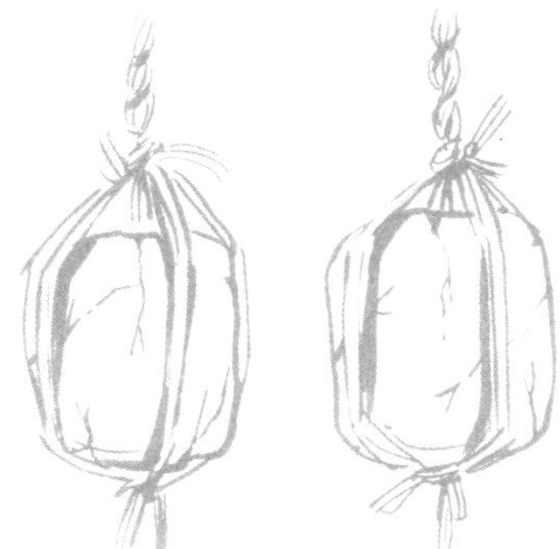

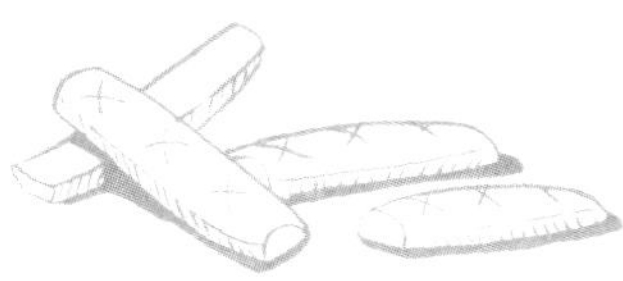

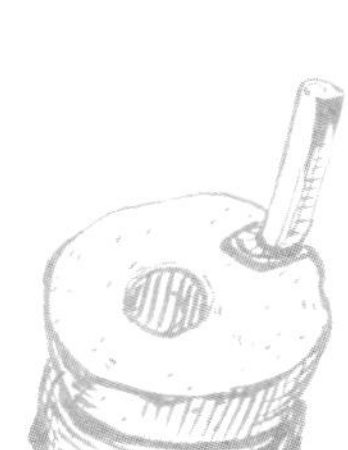

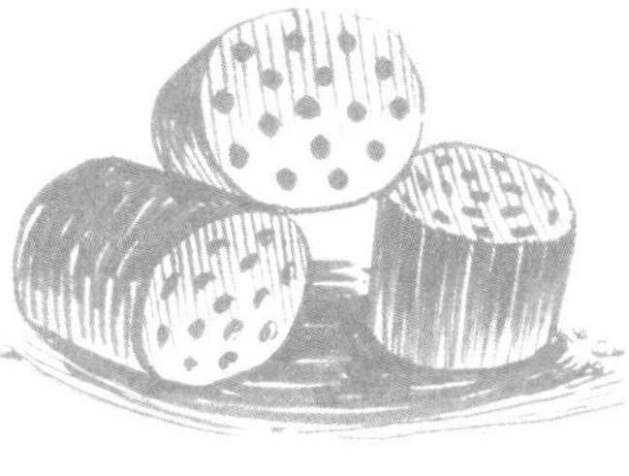

군자출판사

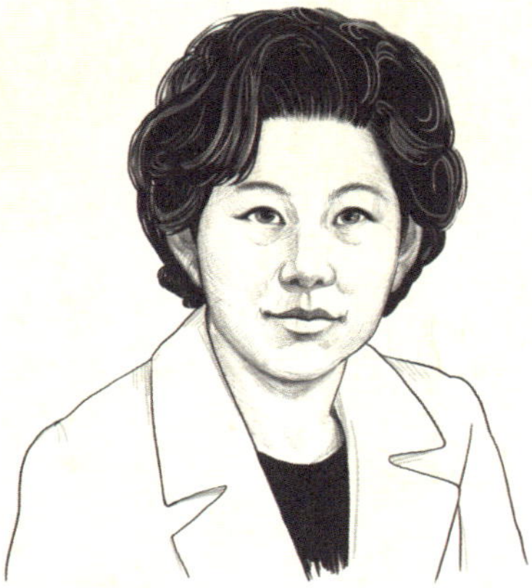

엄마를 알아가는 과정

삼년 전, 어머님이 치매 진단을 받은 지인으로부터 전화를 받았습니다. 답답한 마음에 이것저것 의논하며 열심히 함께 방법을 찾아보았습니다. 지인의 어머님은 유명하신 치매전문의에게 진료를 받고 있었고 장기요양등급이 되셔서 요양보호사가 파견 된 서비스를 받고 계셨습니다. 함께 사는 따님은 어머님을 치매지원센터에도 모시고 가고 본인도 치매 가족 훈련을 받는 등 모든 방법을 다 동원하여 정성을 다해 어머님을 모시고 있어 제가 해드릴 수 있는 것은 별로 없었습니다.

치매 환자를 이해하고, 치매 환자에게 중요하고 익숙한 환경에서 지속적으로 따뜻한 사람들에 둘러싸여 생활하고 계셨기 때문입니다. 그러나 잇따른 어머님의 낙상, 뇌경색등의 발병과 돌발 행동에 따님의 하루하루는 정말 힘겹고 지쳐 많이 안타까웠습니다.

저는 치매전문의가 쓴 이 책을 따님께 선물하려 합니다.

아픈 어머니를 책임감으로 돌보는 것이 아니라 어머니와 따님이 함께 엄마를 알아가는 여정으로 시작해 보라고 권하고 싶습니다. 서로 부드럽게 손을 잡고 체온을 나누면서, 산책하실 수 있으면 밖으로 나가고, 누우셨으면 햇살 바른 창가에서 이 책을 펴보길 권하고 싶습니다.

이 책은 치매에게 반응하는 것이 아니라 어머니에게 말걸기를 어떻게 해야 하는지를 하나씩 안내하고 있습니다. 엄마가 입을 떼기 시작하면 아마도 내가 얼마나 엄마를 몰랐는지 깜짝 놀라게 될 것입니다. 병에 감춰진 엄마를 통해 또 자신도 돌아보면서 지친 마음이 절로 추스려 지리라 기대합니다.

이 책이 치매어르신을 돌보는 일을 하는 사회복지사로서 아픈 어르신들 뿐 아니라 부모님을 모시는 많은 분들에게 사용되기를 추천합니다.

더 늦기 전에 부모님을 온전히 알게 되는 길잡이가 될 것이며 그것이 나를 어떻게 성장시키는지 감동을 경험하게 될 것입니다.

한국재가노인복지협회회장 김 지 영

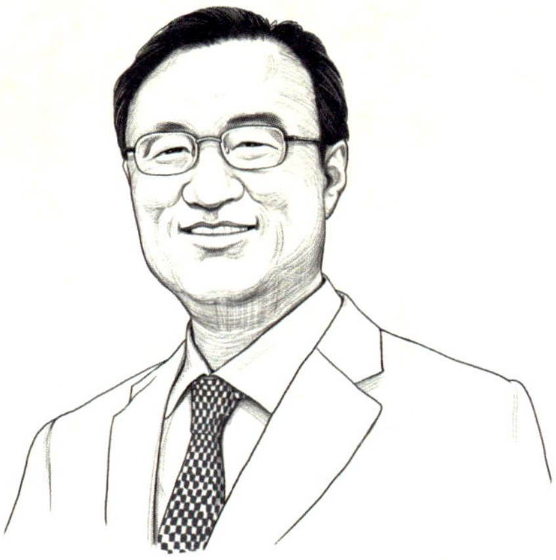

곁에 두고 함께 하는

치매 환자 가족들을 만나다 보면 '환자를 위해 내가 무엇을 해야 하나요?'라는 질문을 많이 받게 됩니다.

의외로 답은 정해져 있습니다. 환자 혼자 우두커니 방치되어 있는 시간을 줄이는 것. 관심을 가지고 적절한 신체적, 정서적, 지적 자극을 제공하는 것이 그것입니다.

그렇지만 치매 환자와 함께 쉽지 않은 하루하루를 견뎌나가야 하는 가족들에게 이런 답은 손에 잡히지 않게 막연합니다.

'치매환자를 위한 기억여행'은 치매 환자가 방치되지 않도록 가족들이 도움이 되는 지적 자극들을 주고자 할 때 한 손에 들고 바로 활용해 볼 수 있는 구체적인 방법을 담고 있습니다. 꼭 가족이 아니더라도 치매 환자와 의미 있는 시간을 나누고 싶은 분들이라면 누구라도 활용해보라고 권하고 싶은 책입니다.

서울대학교병원 치매클리닉 책임교수 이 동 영

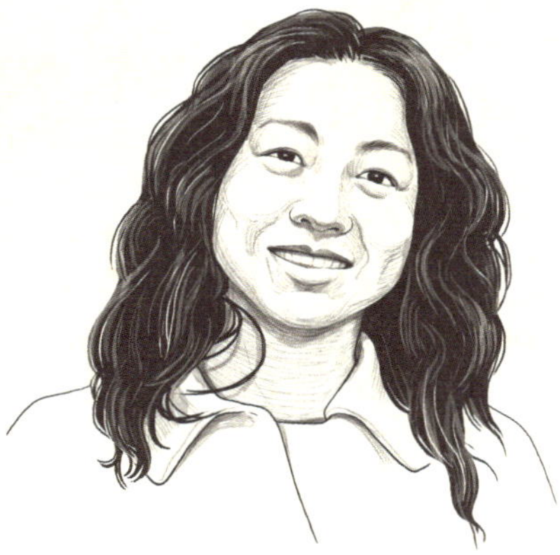

행복한 기억의 여행

우리는 남녀노소 할 것 없이 정도는 다양하겠으나 여행을 좋아하지요. 아마도 그것은 여행이 일상에서 잠시 탈출하여 자신을 묶고 있던 속박에서 벗어나 또 다른 나와 만나는 시간이며, 그 시간이 가득 충전된 에너지를 가지고 또다시 주어진 하루하루에 온 정성을 다할 수 있도록 끌어주는 묘한 매력이 있기 때문일 겁니다.

'치매환자를 위한 기억여행'은 그 여행의 즐거움을 나 혼자가 아닌, 내 곁에서 가깝게 혹은 멀리 있는 치매환자와 함께 나눌 수 있도록 너무나도 친절하게 안내해 준다는 점에서 그 매력과 가치가 있습니다. 치매환자와 무언가에 대해 도란도란 이야기를 나눈다는 것은 정말 어려운 일이며 웬만한 인내심과 노력이 없이는 불가능합니다. 또한, 그러한 순간들을 매번 곁에서 지켜보며 가슴아파할 가족의 마음은 제3자인 우리들이 감히 헤아릴 수가 없다는 것은 너무도 잘 알려진 사실입니다. 따라서, 치매환자와 가족이 현재라는 시간의 속박에서 벗어나 기억의 자락마다 숨어있는 이야기 속으로 함께 여행을 떠날 수 있다는 것은 생각만으로도 기쁘고 설레는 일입니다. 그 설레임이 즐거움과 행복한 경험으로, 충만한 삶의 에너지로 바뀌어, 가끔씩은 포기해 버리고도 싶은 치매와의 줄다리기에서 끝까지 최선을 다 할 수 있도록, 손자병법과도 같은 전략이 이 책 속에 있습니다.

'치매환자와 함께하는 기억여행'은 봄, 여름, 가을, 겨울의 4계절에 따라 다양하게 구성된 주제별 사진을 중심으로 치매환자가 시각, 청각, 후각, 촉각을 통해 익숙했던 옛 기억을 떠올리고 그 기억에 대한 이야기를 할 수 있도록 각 사진에 대한 단계별 질문들이 있으며, 치매환자의 답변에 따라 적절하게 반응할 수 있는 가족의 응답 예시도 포함되어 있습니다. 치매환자와 가족이 함께 나눌 수 있는 이야기와 활동의 주제가 이 책속에 무궁무진하게 담겨 있으며, 숙련도의 정도와 상관없이 마음만 있다면 누구나 이 책을 쉽게 활용할 수 있다는 것이 또 하나의 장점이라 생각됩니다. 마지막으로, 이 책을 만나는 모든 치매환자와 가족이 행복한 기.억.여.행.을 떠날 수 있길 기대해 봅니다.

고려대학교 간호대학 교수 송 준 아

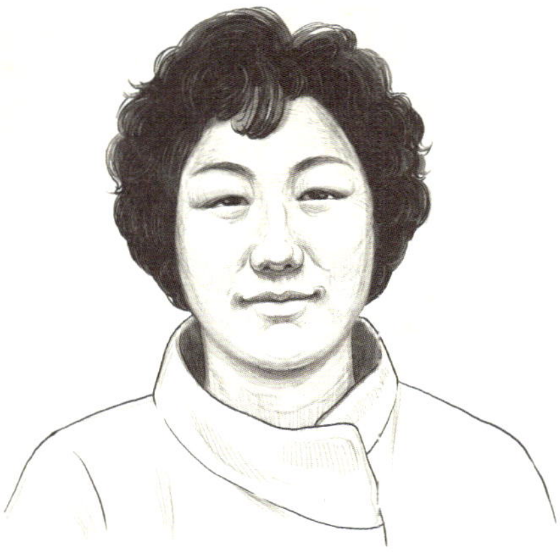

회상으로 치유하다

치매환자가 의미 있는 활동에 참여하면 기억력, 지남력 등의 인지기능과 자신의 문제행동을 인식하고, 그에 대한 대처방법 및 수행기술을 증진시킴으로써 일상생활에서의 기능적인 독립성이 향상될 수 있습니다. 또한 이러한 활동에 보호자가 함께 참여하거나 참여할 수 있도록 도우면 돌봄으로 인한 우울감과 돌봄 부담이 감소될 수 있습니다.

치매환자의 인지기능증진을 위한 의미 있는 활동 중에서 회상활동은 과거의 경험과 기억을 재생하는 활동으로 자신과 관련된 물건, 경험 등에 대하여 이야기함으로써 인지기능을 자극하고 과거 긍정적인 자아상을 다시 한 번 느껴보도록 하는 활동입니다. 치매환자와 보호자가 함께 유쾌한 경험을 회상하여 이야기하면 기억을 공유하고 서로를 지지하게 됨으로써 긍정적인 심리적 효과와 함께 환자와 보호자간의 이해와 공감을 촉진시킬 수 있습니다.

치매환자를 위한 기억여행은 계절별로 24개씩 총 96개의 주제가 제시되어 있어서 날자, 계절 등 치매환자가 초기부터 혼란스러워하는 시간에 대한 인식훈련과 함께 회상을 유도할 수 있도록 다양한 질문이 제시되어 있어서 처음 기억여행을 접하는 치매환자와 보호자도 쉽고 즐겁게 회상활동을 할 수 있도록 구성되어 있습니다.

치매환자를 위한 기억여행은 기존의 회상활동 책에서는 다루지 못했던 내용을 제시하고 있습니다. 회상주제와 공통점이 있는 사진과 없는 사진을 함께 제시하여서 관련성을 찾는 활동단계는 주의력, 판단력, 집행기능 등 치매환자의 인지기능 증진에도 도움이 될 것입니다. 특히 주제와 관련해서 치매환자와 가족이 함께 해볼 수 있는 활동을 제시하고 사진과 같은 활동의 결과물을 붙이거나 확인할 수 있도록 구성된 활동단계는 실제적인 생활에서의 기능증진에 많은 도움이 될 것입니다.

궁극적으로 치매중증으로의 진행 속도를 늦추고, 보호자의 돌봄 부담을 감소시킴으로써 삶의 질 향상에 많은 도움이 될 것이기에 치매환자 가족과 관련 전문가에게 기쁜 마음으로 적극 추천하는 바입니다.

전국대학작업치료교수협의회장 정 원 미

치매환자를 위한 기억여행

잃어버린 시간을 찾아서

'The 36-Hour Day'(36시간 같은 하루), 미국 국립노화연구소에서 치매 환자를 돌보는 분들을 위해 제작한 안내서의 제목입니다. 치매 환자를 돌보는 것이 그만큼 힘들다는 뜻 일겁니다.

다른 노인병 환자들과는 달리 치매 환자가 유독 돌보기 어려운 데에는 여러 가지 이유가 있습니다. 우선 치매 환자가 스스로 치료 행위를 할 수 없는 경우가 많아 치료 자체를 본인보다는 가족이 나서서 해야 하는 경우가 많습니다. 또 치매 환자는 일상생활의 상당 부분을 스스로 수행할 수 없어 치료뿐만 아니라 생활 자체도 가족의 도움이 필요합니다. 우리나라의 경우, 가족이 치매 환자를 돌보는데 쓰는 시간과 비용은 연간 2,500시간과 2,000만원에 이릅니다.

가족을 더욱 힘들게 하는 것은 치매는 아직 완치 가능한 치료제가 없다는 사실입니다. 꾸준히 약물 치료를 해도 어쩔 수 없이 조금씩 약해져가는 내 아내, 내 남편, 내 부모님을 위해, 36시간처럼 길기만 한 하루하루를 좀 더 즐겁고 지혜롭게 보낼 방법은 없는 걸까요? 가족이 하루하루를 어떻게 설계해야 치매 환자에게 도움이 될까요?

저는 '치매 환자를 위한 기억 여행'이 치매 환자 가족들의 이런 바람에 작은 희망이 될 수 있었으면 합니다. '치매 환자를 위한 기억 여행'은 가정에서 가족들이 치매 환자를 위한 '회상요법(reminiscence therapy)'을 간편하고 효과적으로 시행할 수 있도록 개발된 교재입니다. '회상요법'이란 치매 환자가 간직하고 있는 오랜 기억을 매개로 뇌를 자극하여 환자의 기억력과 기분을 개선시킬 수 있는 치료법입니다. 이 교재는 치매 환자와 가족이 함께 간직하고 있을만한 기억을 직접 자극할 수 있는 사진이나 그림들과, 치매 환자와 함께 대화를 풀어나갈 표준 질문들, 회상에 이어 기억이나 판단력을 강화시키는 보조 질문들, 회상을 기반으로 함께 해볼 수 있는 실내 또는 실외 활동들로 구성되어 있어, 치매 환자와 가족이 회상을 통해 뇌를 자극하고, 함께 나눈 기억을 생활 속에서 재 체험 할 수 있도록 도와드립니다.

특히 특별한 교육이나 사전 지식이 없이 쉽게 따라 할 수 있도록 구성되어, 나이나 성별, 사는 곳에 관계 없이 활용할 수 있습니다.

가족 여러분, 오늘은 여러분이 사랑하는 환자분과 함께 즐거운 기억 여행을 떠나보시면 어떨까요? 어쩌면 환자보다 가족 여러분에게 더 가슴 뿌듯한 추억을 선물할지도 모릅니다. 36시간처럼 길게만 느껴졌던 하루가 12시간처럼 아쉽게 지나갈 수 있길, 하루에 한 두 시간이라도 함께 마주 잡은 오랜 기억의 끈으로 미소 지을 수 있길, 그래서 10년 후 환자분의 얼굴이 좀 더 밝고 건강하실 수 있길 빕니다.

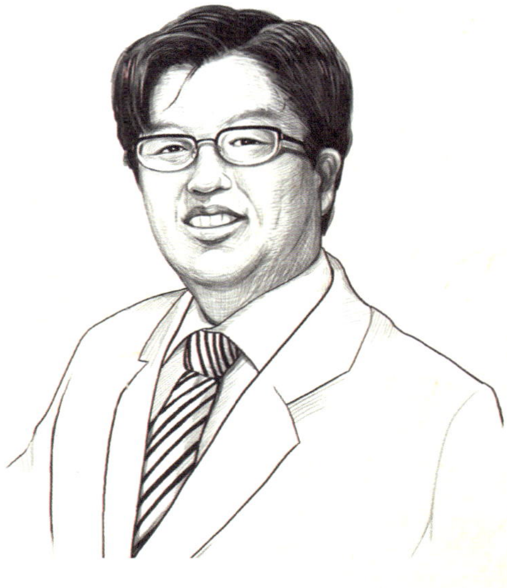

2014. 3

김 기 웅

이 책의 사용에 앞서

구성

이 책은 계절에 따라 보편적으로 접할 수 있는 1930년~1980년대의 자연, 음식, 역사 · 인생, 놀이, 문화, 생활, 환경, 색상의 여덟 가지 범주로 구성됩니다. 각각의 범주는 12가지의 하위 주제들로 구성되며, 총 96가지의 다양한 주제들이 4단계의 활동들로 이루어집니다.

- 1단계 주제와 관련된 일반적인 정보나 자신의 경험을 자유롭게 이야기하기
- 2단계 주제와 관련된 다양한 질문을 통해 과거의 기억을 이야기하기
- 3단계 주제와 관련된 다양한 실내외활동을 실시하기
- 4단계 주제와 관련된 일반적인 정보에 대한 기억을 유도하기

실시

이 책은 치매환자와 보호자가 함께하는 인지재활훈련으로 하루에 1가지 주제를 실시할 것을 권장합니다. 학습자의 요구에 따라 학습량을 주1회~7회로 조절할 수 있으며, 학습자가 본 훈련을 주2회 실시할 경우, 1년이 소요됩니다. 훈련의 실시는 봄, 여름, 가을, 겨울 순으로 순차적으로 진행해도 무방하나, 높은 학습 효과와 흥미 유발을 위해 학습자가 훈련에 참여하게 된 시점의 계절부터 실시할 것을 권장합니다.

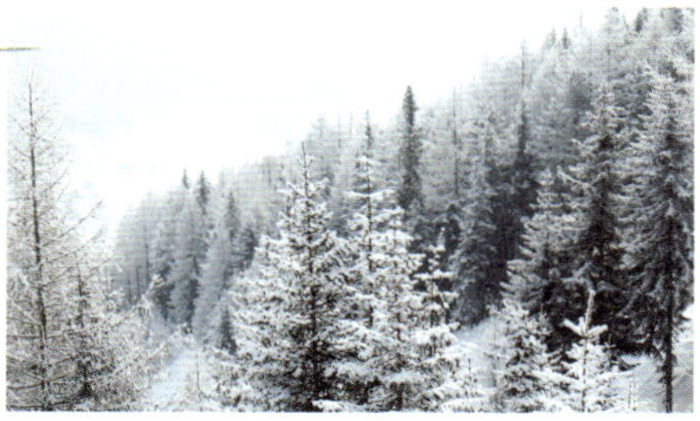

이야기해 보세요

- 무슨 계절인지 아시겠어요?
  눈이 내리는 계절은 언제일까요?
- 흰 눈이 펑펑 내리던 날을 기억하세요?
  눈 내리는 날을 좋아하셨는지 말씀해 보세요.
  좋아하셨다면, 눈이 내리는 것을 보면 어떤 기분이 드셨는지 말씀해 보세요.
  좋아하지 않으셨다면, 눈이 내리는 것을 좋아하지 않은 이유를 말씀해 보세요.
- 눈사람을 만들어 본 적이 있으세요?
  얼마나 큰 눈사람을 만드셨나요?
- 장갑을 끼지 않은 채 손을 호호 불어 가며 눈싸움을 한 적이 있으세요?
- 눈이 너무 많이 와서 집 밖에 나갈 수 없었던 적이 있으세요?
- 사진을 보고 떠오르는 생각을 자유롭게 말씀해 보세요.

겨울 13

1단계 자유롭게 이야기해 보세요

사진 또는 그림을 보면서 떠오르는 생각을 자유롭게 이야기해 보세요.

2단계 이야기 해보세요

주제와 관련된 다양한 질문을 통해 과거의 기억을 이야기해 보세요.

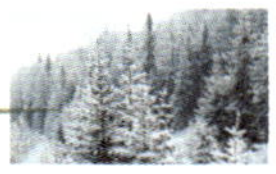

한번 해보세요

- 하얀색 찰흙으로 작은 눈사람을 만들어 보세요.
  돌멩이나 나뭇가지로 눈사람의 눈, 코, 입도 만들어 보세요.
- 동요 '눈이 옵니다'를 한번 불러보세요.
  가사가 기억나지 않는다면, 다음 장을 참고해 주세요.
- 옷장에서 추운 겨울에 입으면 좋은 옷을 꺼내어 정리해 보세요.
- 눈이 오는 날 집 밖에서 눈사람을 한번 만들어 보세요.
  거리에 눈이나 얼음이 얼어 있는 곳을 찾아보세요.

흰색 종이를 눈 모양 잘라보세요.
눈 송이를 종이에 붙인 후 색연필로 예쁘게 꾸며보세요.

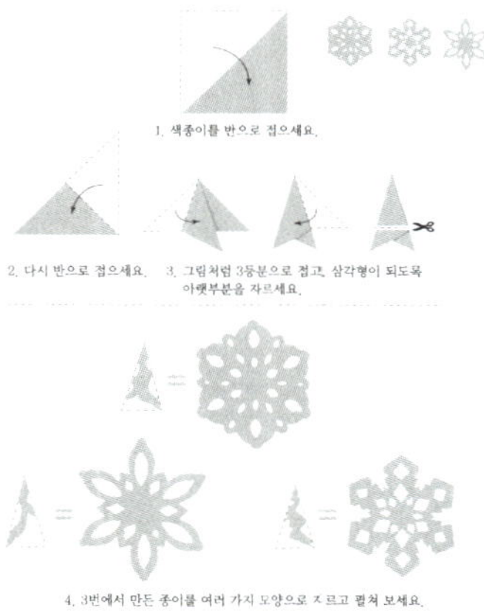
1. 색종이를 반으로 접으세요.
2. 다시 반으로 접으세요.
3. 그림처럼 3등분으로 접고, 삼각형이 되도록 아랫부분을 자르세요.
4. 3번에서 만든 종이를 여러 가지 모양으로 자르고 펼쳐 보세요.

겨울 15

3단계 한번 해보세요

주제와 관련된 다양한 실내외 활동을 한번 해보세요.

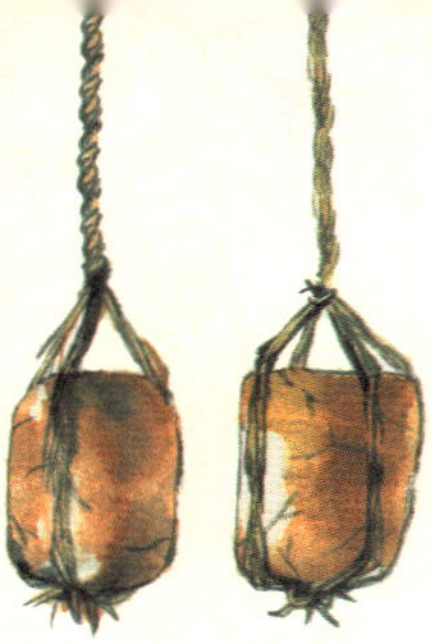

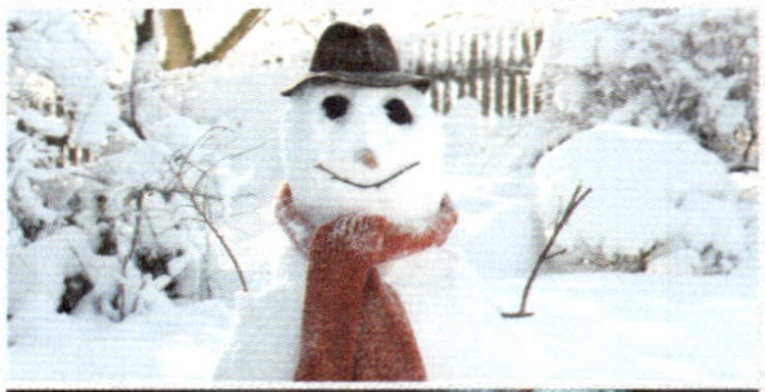

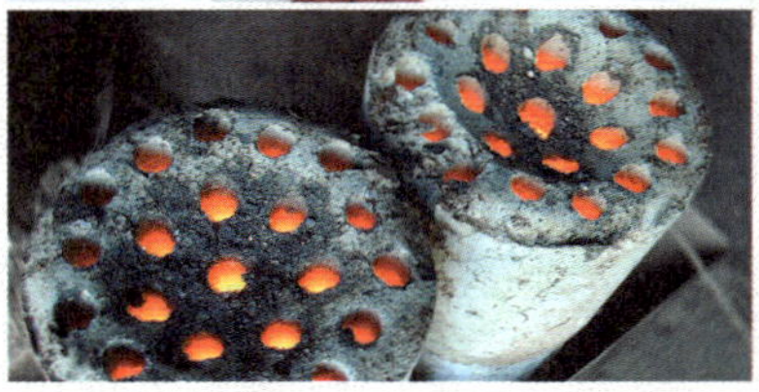

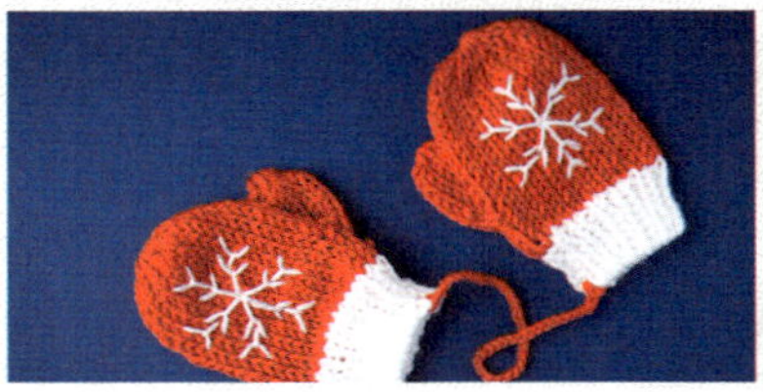

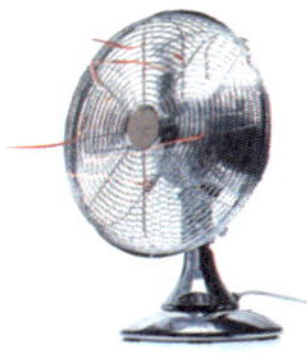

1 무엇인지 아시겠어요?
이름을 말씀해 보세요.

2 겨울에 보기 가장 힘든 물건은 무엇일까요?

3 손으로 만졌을 때 가장 차가운 것은 무엇이지요?

4 한 겨울에 몸을 따뜻하게 하기 위해 사용하는 물건을 모두 골라보세요.

겨울 19

4단계 기억해 보세요

주제와 관련된 일반적인 정보에 대한 질문에 답해보세요.

(문항의 답안은 책의 뒷 부분에 제시되어 있습니다.)

활용법

'치매환자를 위한 기억여행'을 보다 효과적으로 활용하기 위해서는 다음의 기호를 참고하여 주세요.

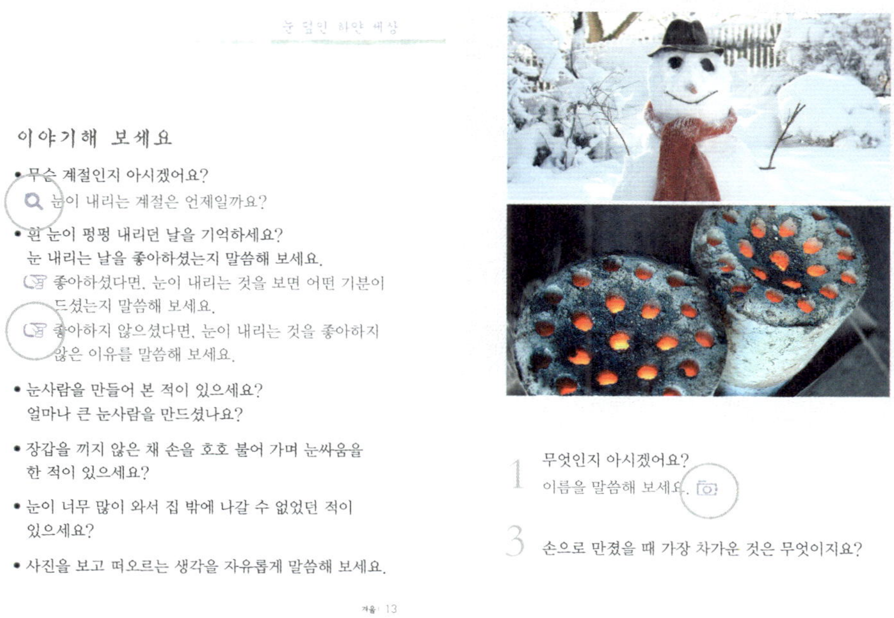
눈 덮인 하얀 세상

이야기해 보세요

- 무슨 계절인지 아시겠어요?
  눈이 내리는 계절은 언제일까요?
- 흰 눈이 펑펑 내리던 날을 기억하세요?
  눈 내리는 날을 좋아하셨는지 말씀해 보세요.
  좋아하셨다면, 눈이 내리는 것을 보면 어떤 기분이 드셨는지 말씀해 보세요.
  좋아하지 않으셨다면, 눈이 내리는 것을 좋아하지 않은 이유를 말씀해 보세요.
- 눈사람을 만들어 본 적이 있으세요?
  얼마나 큰 눈사람을 만드셨나요?
- 장갑을 끼지 않은 채 손을 호호 불어 가며 눈싸움을 한 적이 있으세요?
- 눈이 너무 많이 와서 집 밖에 나갈 수 없었던 적이 있으세요?
- 사진을 보고 떠오르는 생각을 자유롭게 말씀해 보세요.

겨울 | 13

1 무엇인지 아시겠어요?
이름을 말씀해 보세요.

3 손으로 만졌을 때 가장 차가운 것은 무엇이지요?

힌트를 의미하는 기호로 학습자가 이전 질문에 적절한 대답을 하지 못할 경우, 보호자는 기호 옆의 질문을 추가로 제시하여 학습자의 기억을 유도할 수 있습니다.

학습자의 경험에 따라 질문의 내용이 달라짐을 의미하는 기호로, 두 가지 질문 중 한 가지만 선택적으로 응답할 수 있습니다.

사진을 참고해야 함을 의미하는 기호로 보호자는 상단에 제시된 사진을 하나씩 짚어가며 질문을 하고 학습자는 질문에 적절히 응답하게 됩니다.

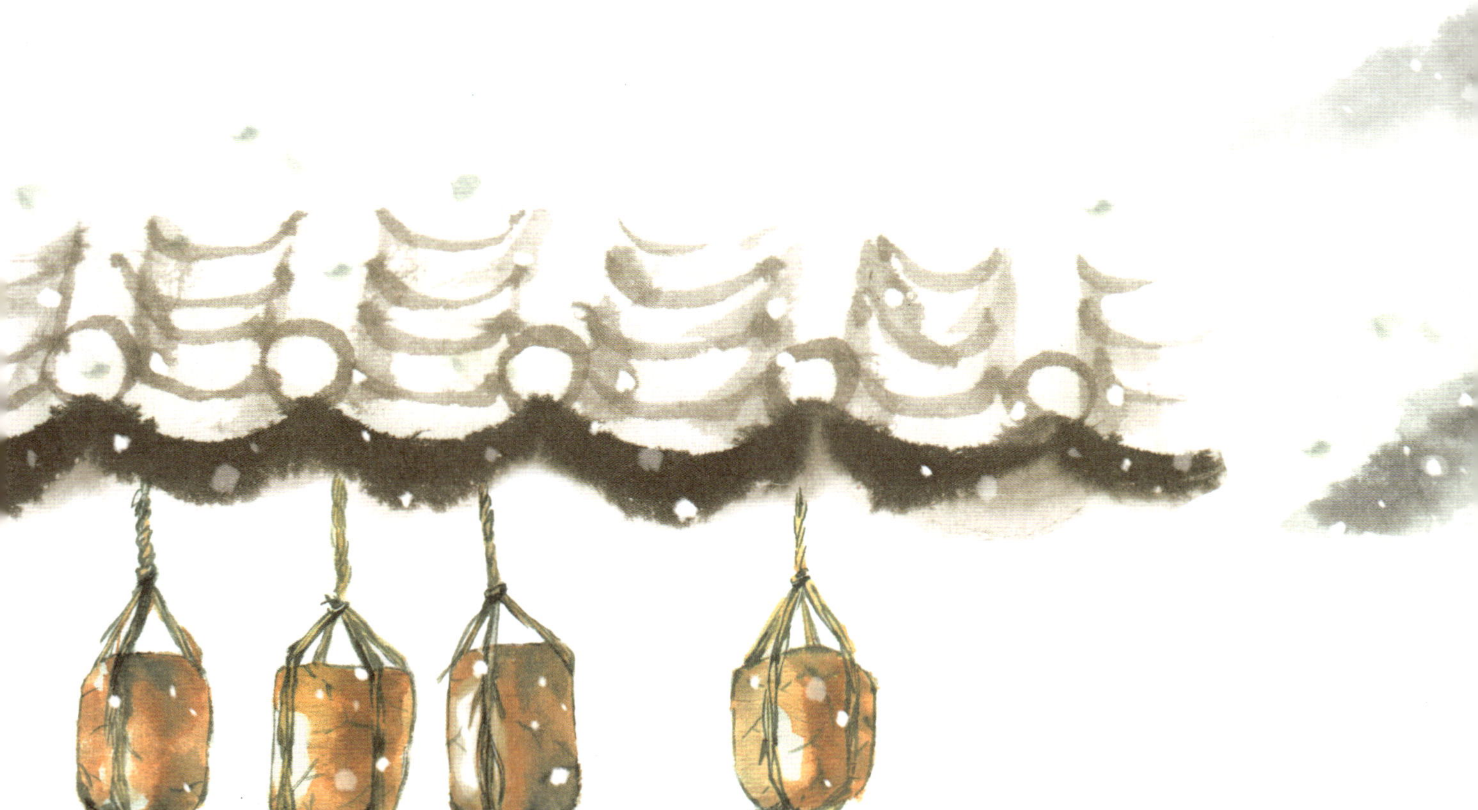

겨울

목차

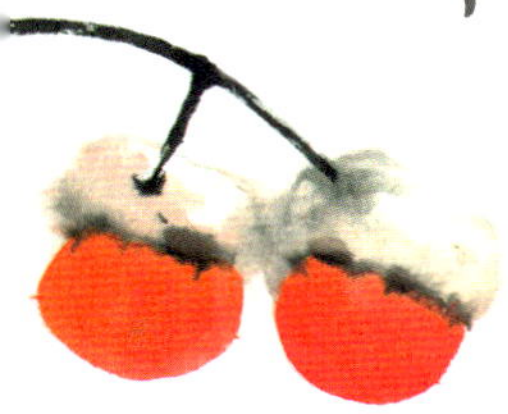

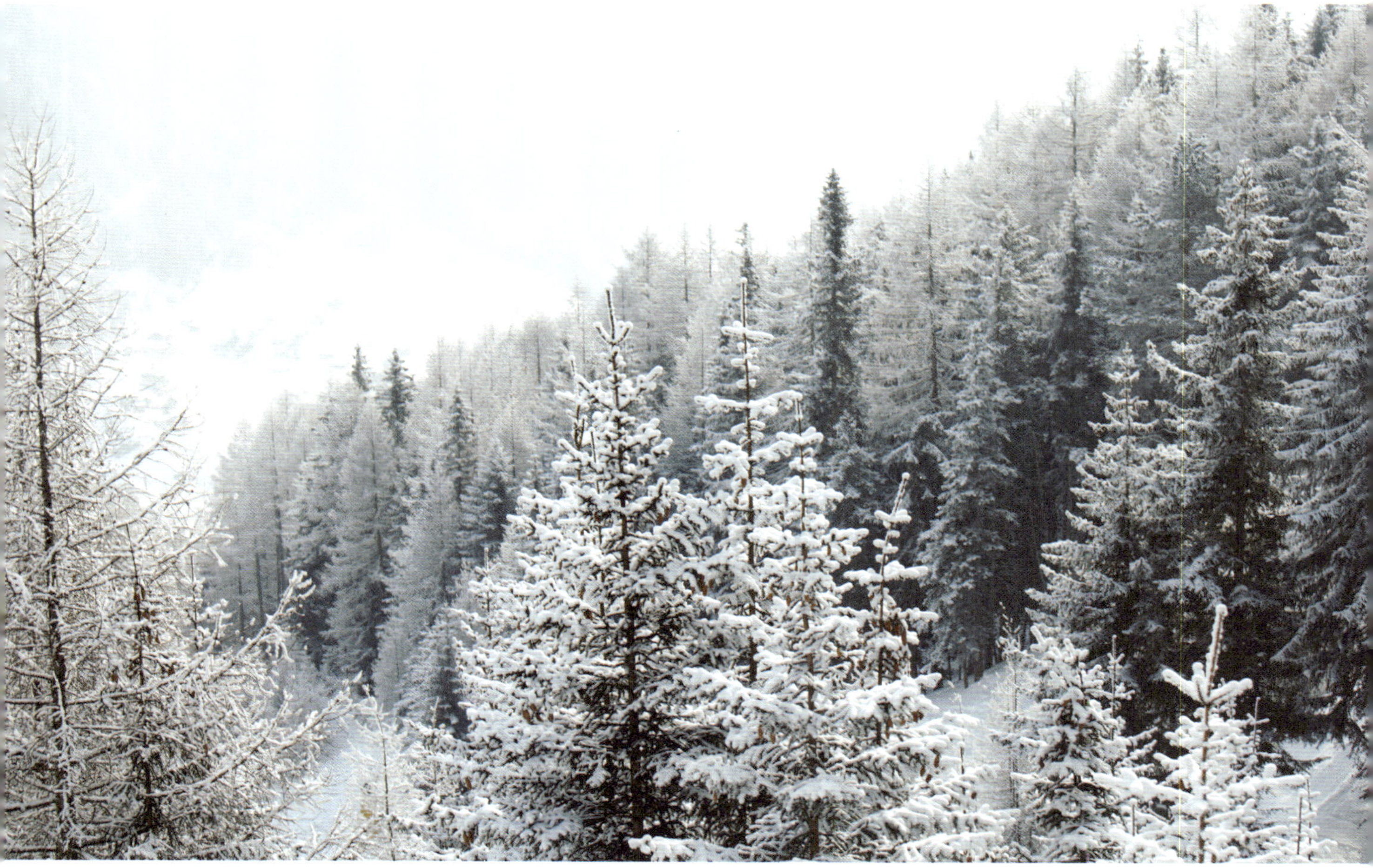

이야기해 보세요

- 무슨 계절인지 아시겠어요?

  눈이 내리는 계절은 언제일까요?

- 흰 눈이 펑펑 내리던 날을 기억하세요?
  눈 내리는 날을 좋아하셨는지 말씀해 보세요.

  좋아하셨다면, 눈이 내리는 것을 보면 어떤 기분이 드셨는지 말씀해 보세요.

  좋아하지 않으셨다면, 눈이 내리는 것을 좋아하지 않은 이유를 말씀해 보세요.

- 눈사람을 만들어 본 적이 있으세요?
  얼마나 큰 눈사람을 만드셨나요?

- 장갑을 끼지 않은 채 손을 호호 불어 가며 눈싸움을 한 적이 있으세요?

- 눈이 너무 많이 와서 집 밖에 나갈 수 없었던 적이 있으세요?

- 사진을 보고 떠오르는 생각을 자유롭게 말씀해 보세요.

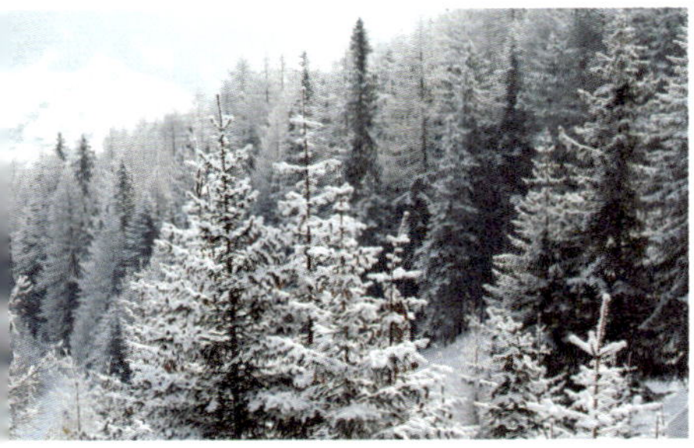

한번 해보세요

- 하얀색 찰흙으로 작은 눈사람을 만들어 보세요.
  돌멩이나 나뭇가지로 눈사람의 눈, 코, 입도
  만들어 보세요.

- 동요 '눈이 옵니다'를 한번 불러보세요.
  가사가 기억나지 않는다면, 다음 장을 참고해 주세요.

- 옷장에서 추운 겨울에 입으면 좋은 옷을 꺼내어
  정리해 보세요.

- 거리에 눈이나 얼음이 얼어 있는 곳을 찾아보세요.

흰색 종이를 눈 모양 잘라보세요.
눈 송이를 종이에 붙인 후 색연필로 예쁘게 꾸며보세요.

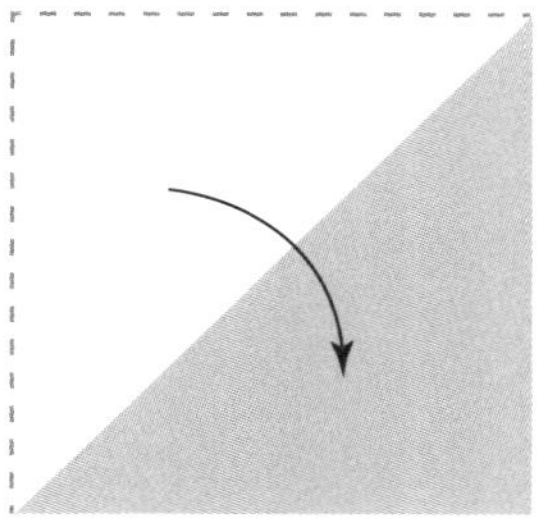

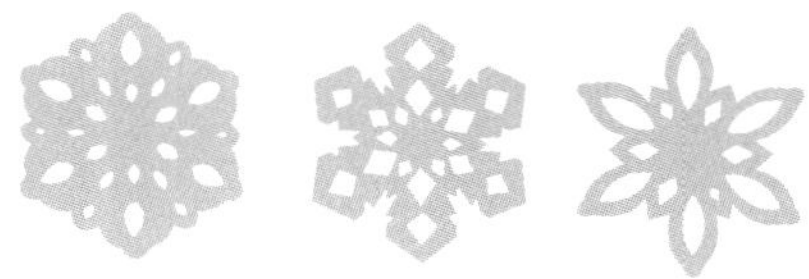

① 색종이를 반으로 접으세요.

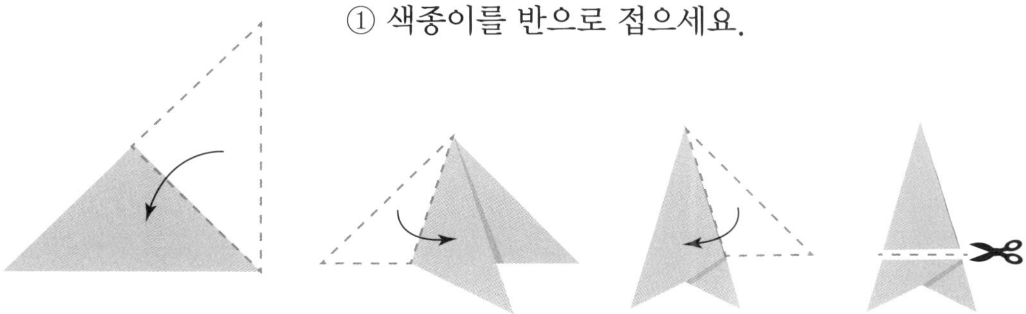

② 다시 반으로 접으세요.　③ 그림처럼 3등분으로 접고, 삼각형이 되도록 아랫부분을 자르세요.

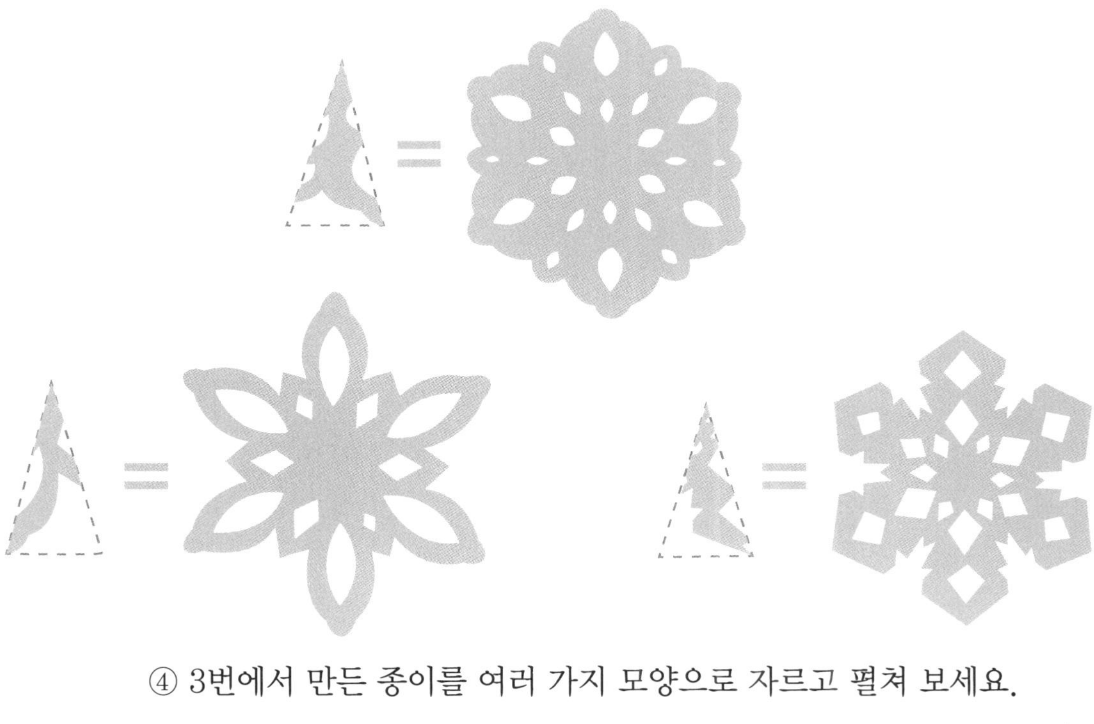

④ 3번에서 만든 종이를 여러 가지 모양으로 자르고 펼쳐 보세요.

눈 하늘 선녀님 자꾸

동요(눈)을 부르며, 가사에서 위의 단어가 나올 때마다
손가락으로 짚어보세요

눈

펄펄 눈이 옵니다
바람타고 눈이 옵니다
하늘나라 선녀님들이
송이 송이 하얀 솜을
자꾸자꾸 뿌려줍니다
자꾸자꾸 뿌려줍니다

펄펄 눈이 옵니다
하늘에서 눈이 옵니다
하늘나라 선녀님들이
하얀 가루 떡가루를
자꾸자꾸 뿌려줍니다
자꾸자꾸 뿌려줍니다

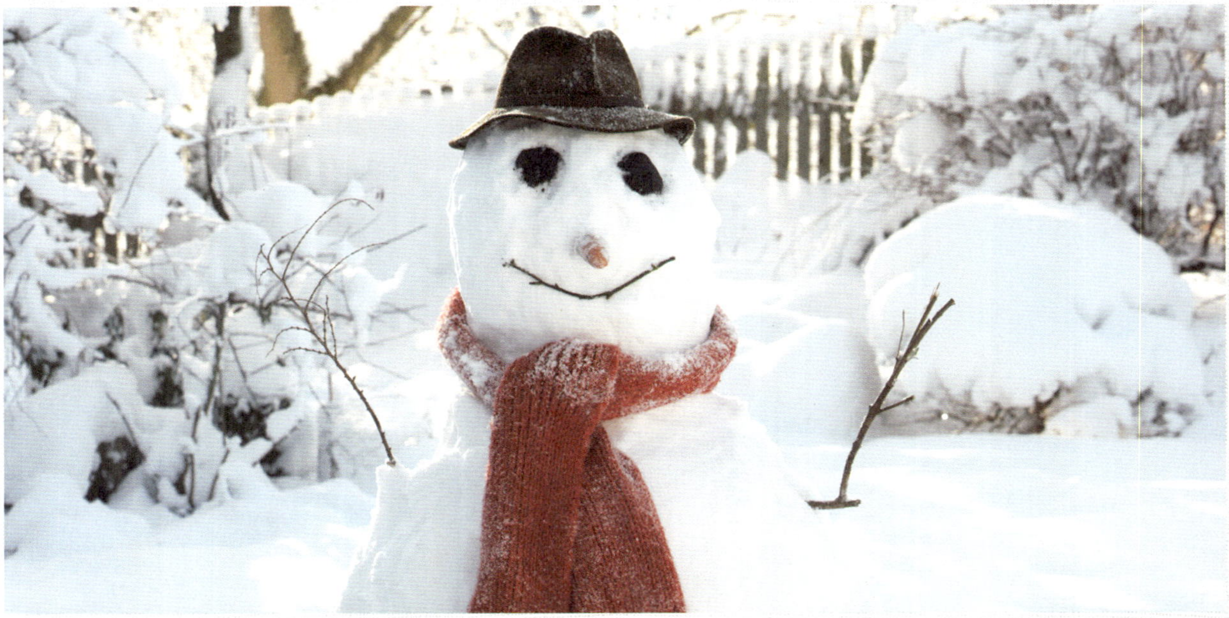

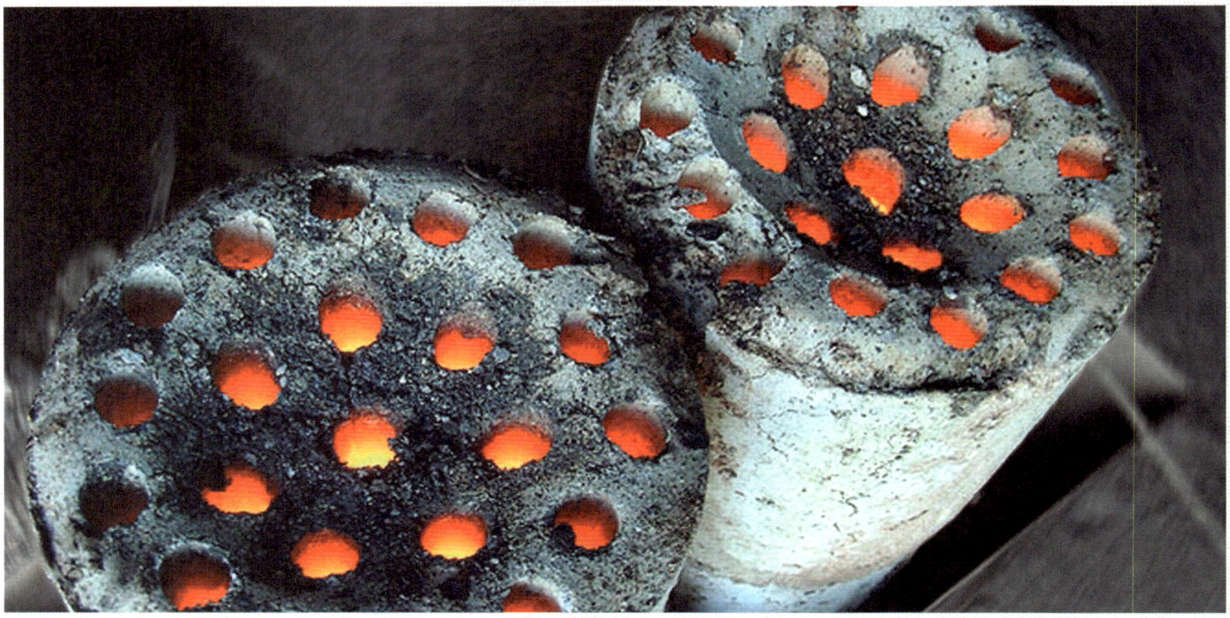

1 무엇인지 아시겠어요?
이름을 말씀해 보세요.

3 손으로 만졌을 때 가장 차가운 것은 무엇이지요?

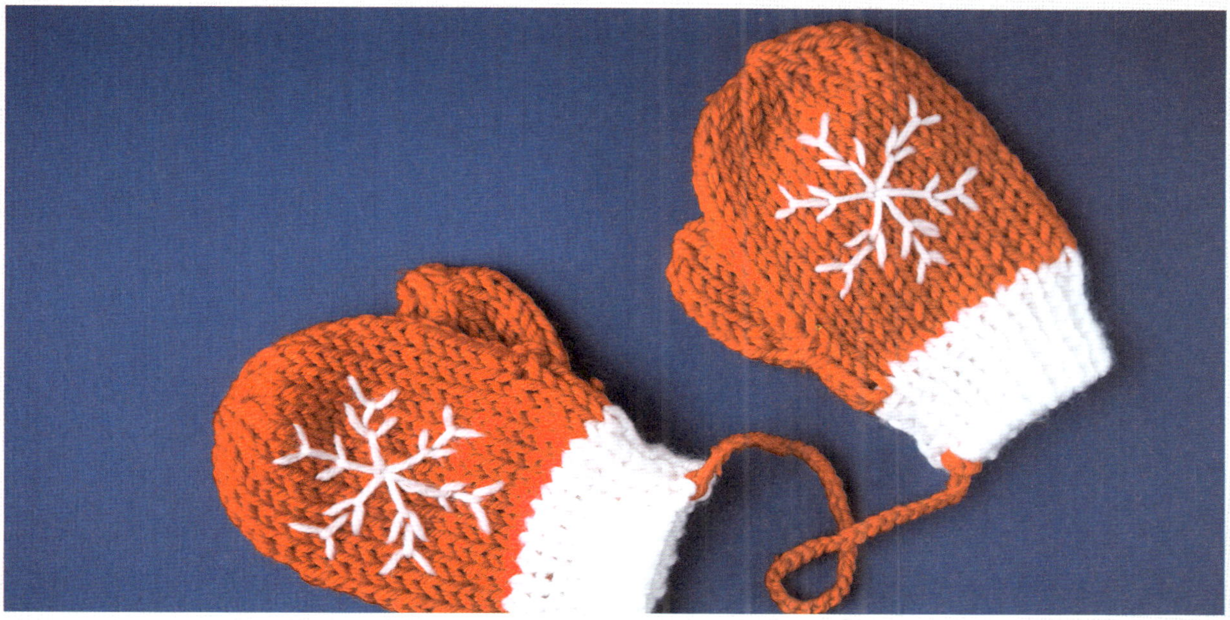

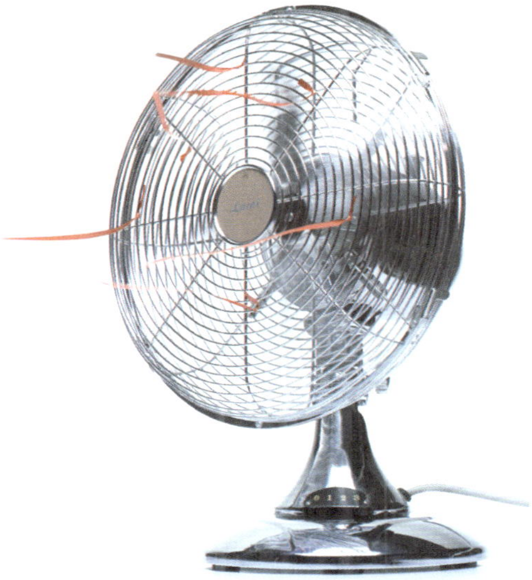

2 겨울에 보기 가장 힘든 물건은 무엇일까요?

4 한 겨울에 몸을 따뜻하게 하기 위해 사용하는 물건을 모두 골라보세요.

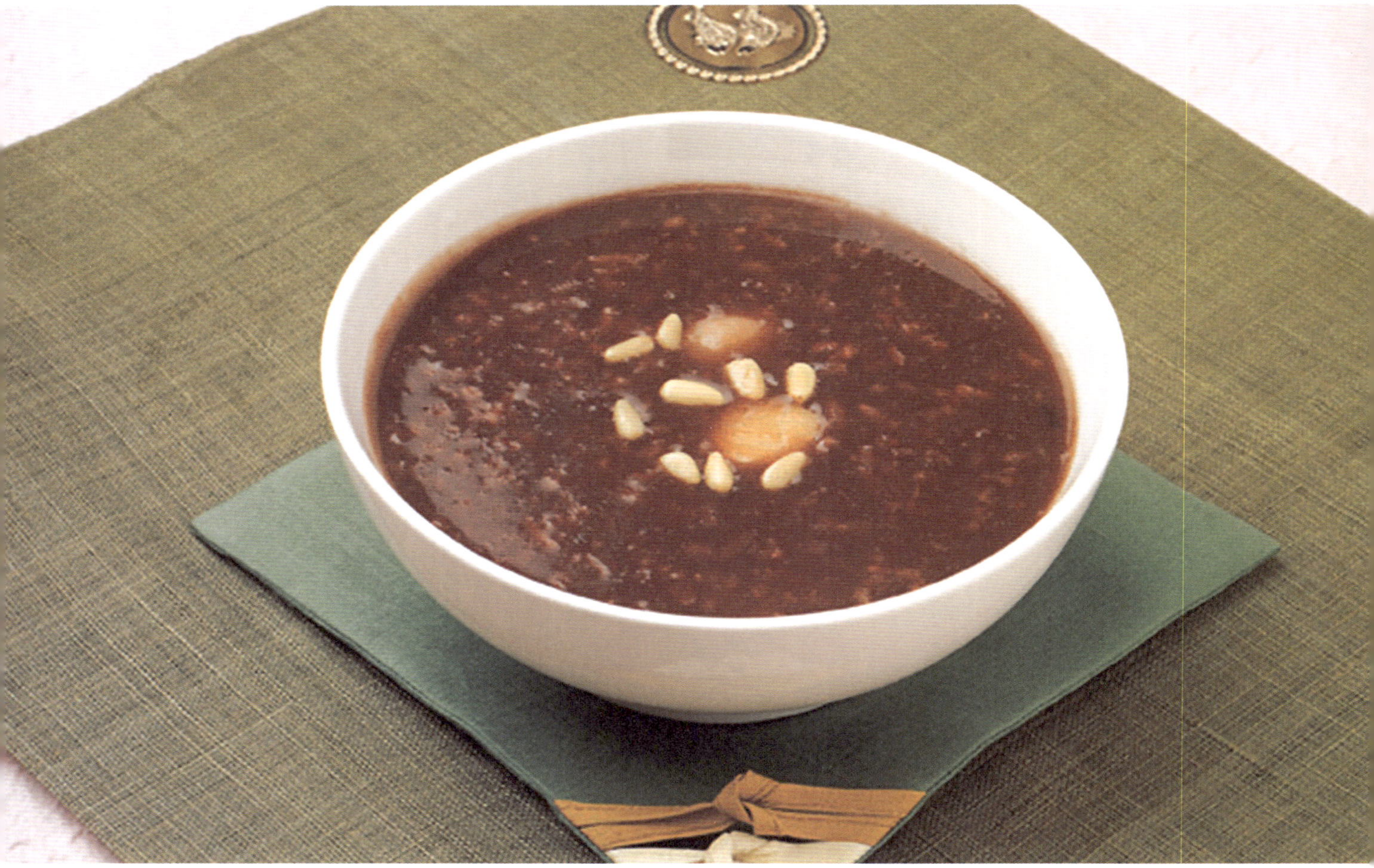

이야기해 보세요

- 무슨 음식인지 아시겠어요?
  - 동짓날에는 어떤 죽을 먹지요?
- 한 겨울에 팥죽을 드셔보신 적이 있으시죠? 팥죽을 좋아하셨나요?
  - 좋아하셨다면, 팥죽을 맛있게 먹는 방법에 대해 말씀해 보세요.
  - 좋아하지 않으셨다면, 가장 좋아하시던 죽에 대해 말씀해 보세요.
- 어린 시절에 몸이 아프면 어머니께서 죽을 쑤어주곤 하셨나요?
- 팥죽에 들어가는 새알을 빚어본 적이 있으세요?
- 귀신을 쫓는다며 팥죽을 집 근처에 뿌리는 것을 본 적 있으세요?
- 사진을 보고 떠오르는 생각을 자유롭게 말씀해 보세요.

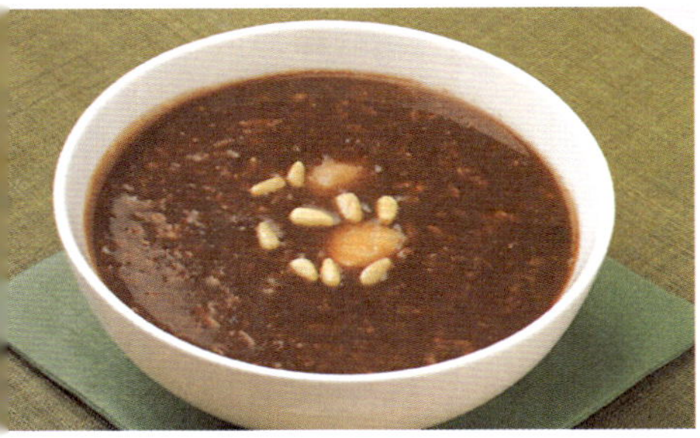

한번 해보세요

- 맛있는 팥죽을 한번 드셔 보세요. 팥죽에 넣어먹는 동그란 새알을 찹쌀가루로 만들어 보세요.
- 집 안에 팥죽처럼 두 글자 단어인 음식이 있는지 찾아보세요.
- 팥죽 외에 먹어 본 적이 있는 죽의 이름을 모두 말씀해 보세요.
- 음식점에 가서 팥죽을 사 드셔보세요.
  팥죽에 어떤 재료가 들어가 있는지 살펴보세요.

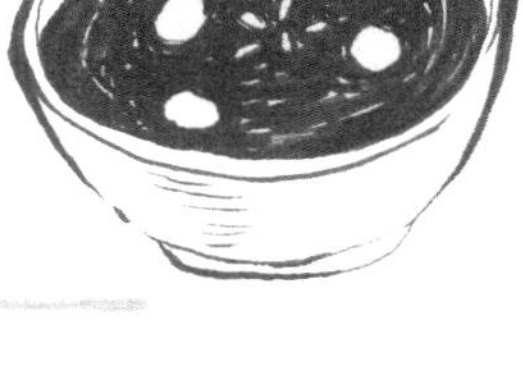

동짓날에 먹는 팥죽에 얽힌 추억이 있다면 적어보세요.

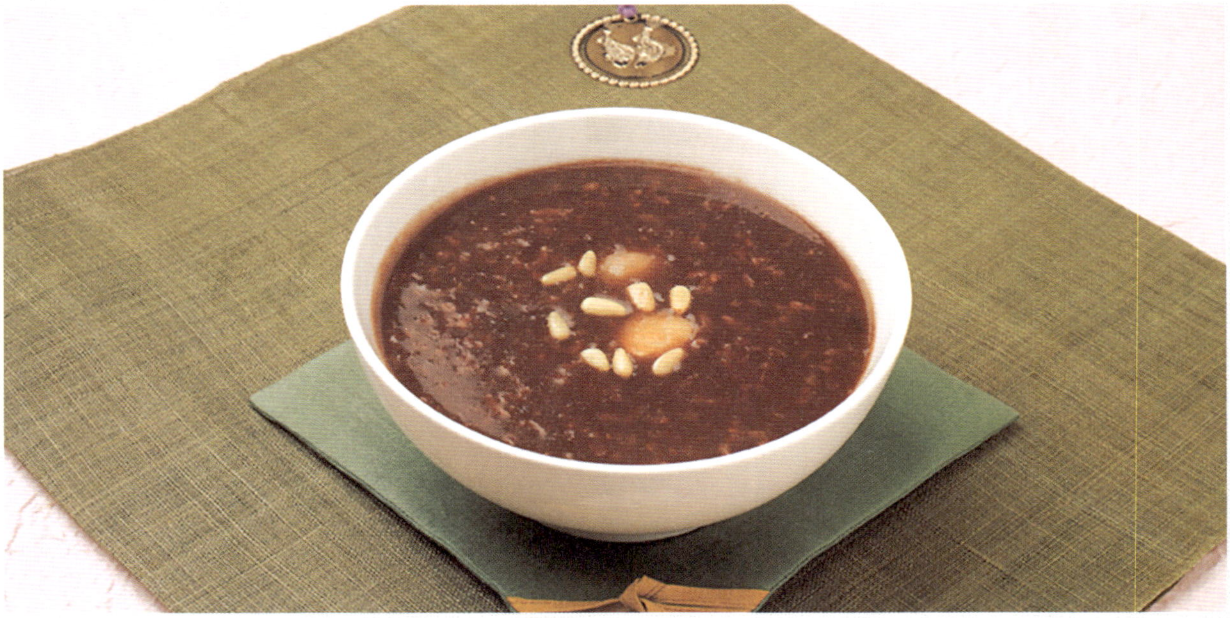

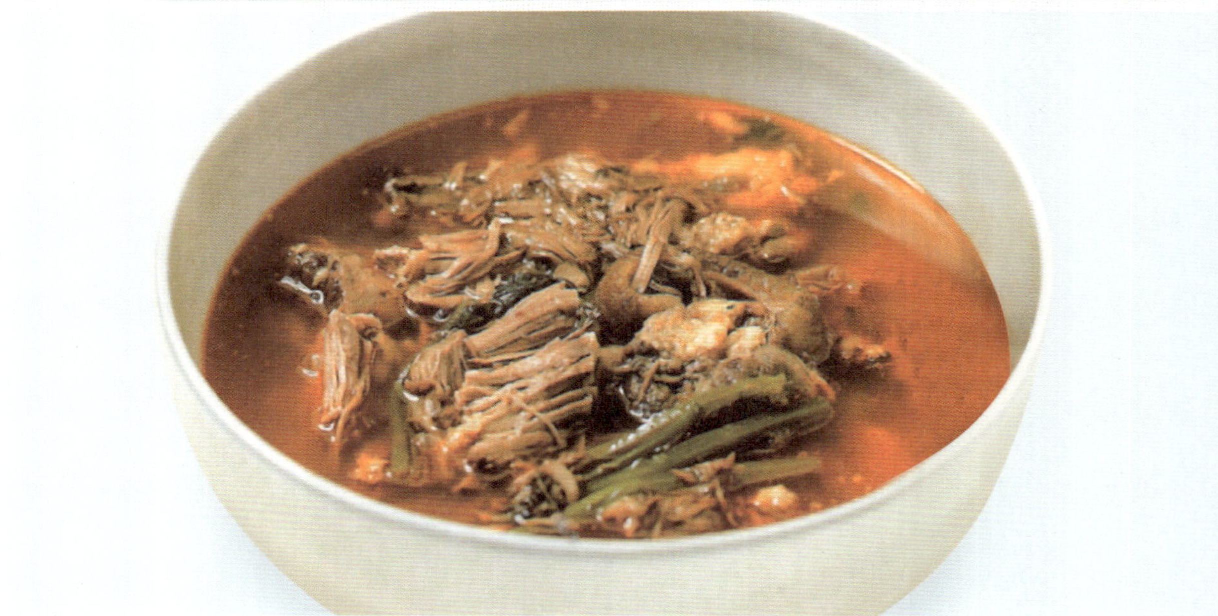

1 무슨 음식인지 아시겠어요?
음식의 이름을 말씀해 보세요.

3 손으로 집어서 먹는 음식은 무엇일까요?

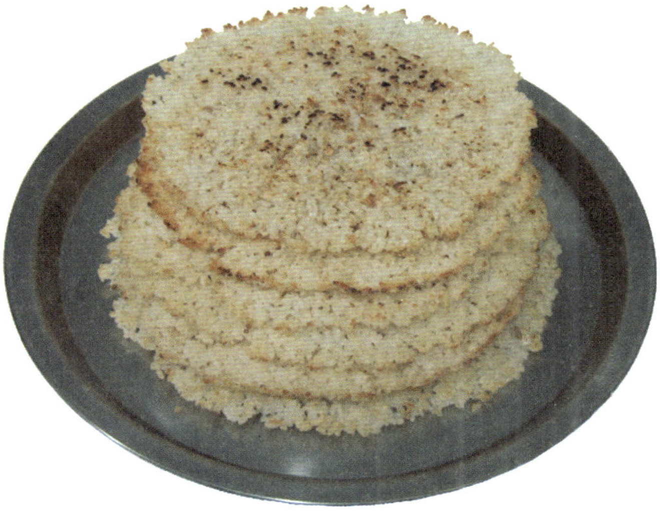

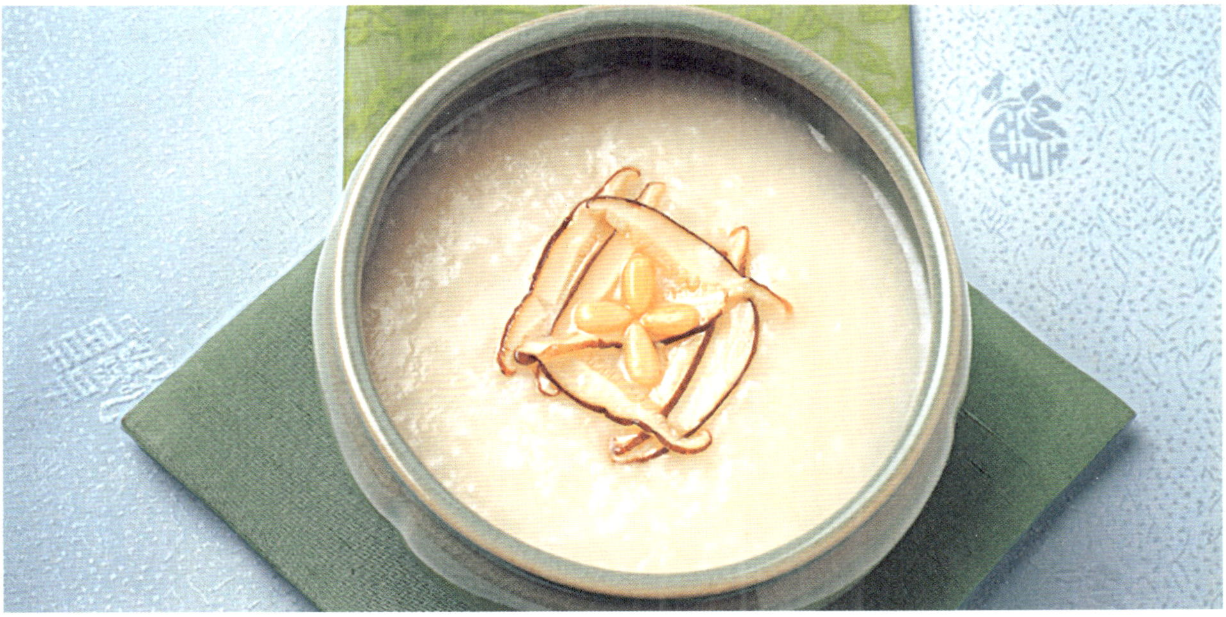

2 동짓날 먹는 음식은 무엇일까요?

4 고춧가루가 들어간 음식은 무엇일까요?

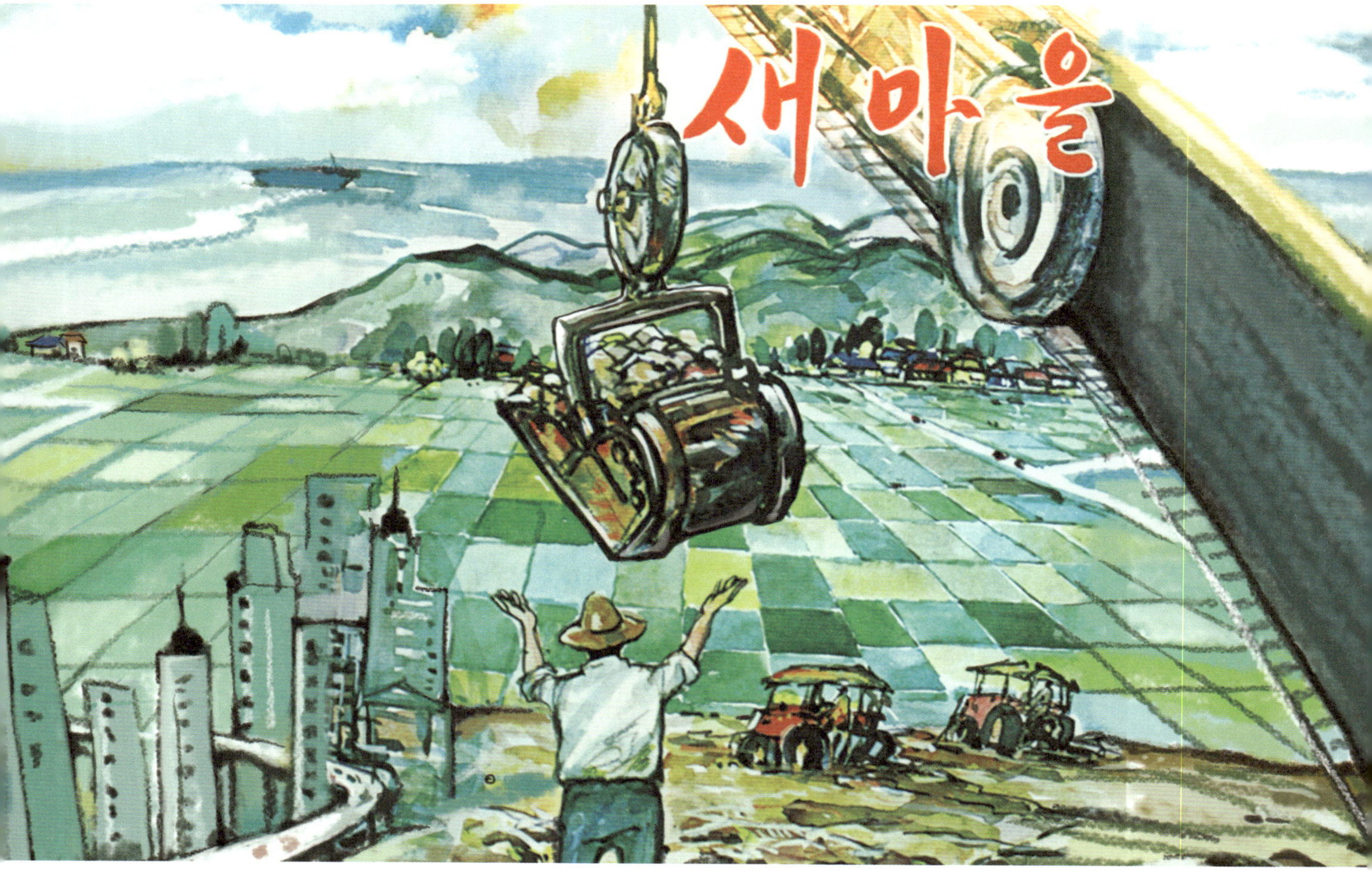
새마을

이야기해 보세요

- 무슨 그림인지 알아보시겠어요?

  70년대에 '잘 살아보세' 하며 마을마다 했던 운동은 무엇이지요?

- 새마을 운동을 기억하시죠?
- 새마을 운동 노랫소리에 맞춰 일어난 적이 있으세요?
- 새마을 운동 노랫소리를 들으며 아침에 청소를 한 적이 있으세요?
- 퇴비를 모으는 데 동참한 적이 있으세요?
- 새마을 운동 때 만들어진 고속도로를 타고 어딘가로 여행을 가본 적이 있으신가요?
- 사진을 보고 떠오르는 생각을 자유롭게 말씀해 보세요.

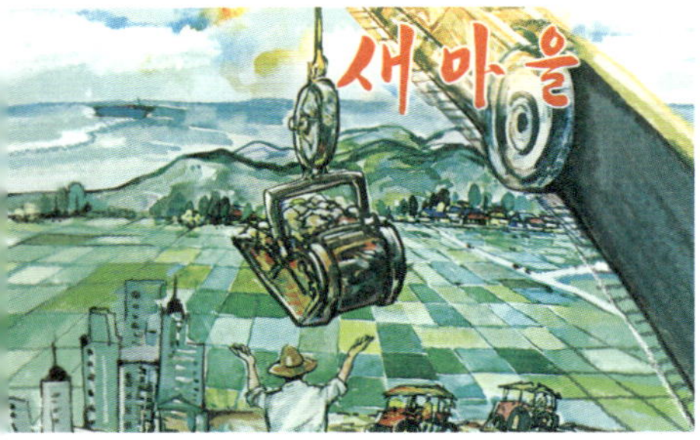

한번 해보세요

- 새마을 운동 노래를 한번 불러보세요.
  가사가 기억나지 않는다면, 다음 장을 참고해 주세요.
- 새마을 운동을 상징하는 새싹마크를 색종이로
  만들어 보세요.
- 옷장에서 초록색이 들어간 옷이나 양말이 있는지
  찾아보세요.
- 아침 일찍 가족들과 함께 부지런히 집안 일을 해보세요.

새마을 운동을 상징하는 새싹마크를 한번 그려보세요.

새마을 노래에 실린 단어의 수를 모두 세어보세요.

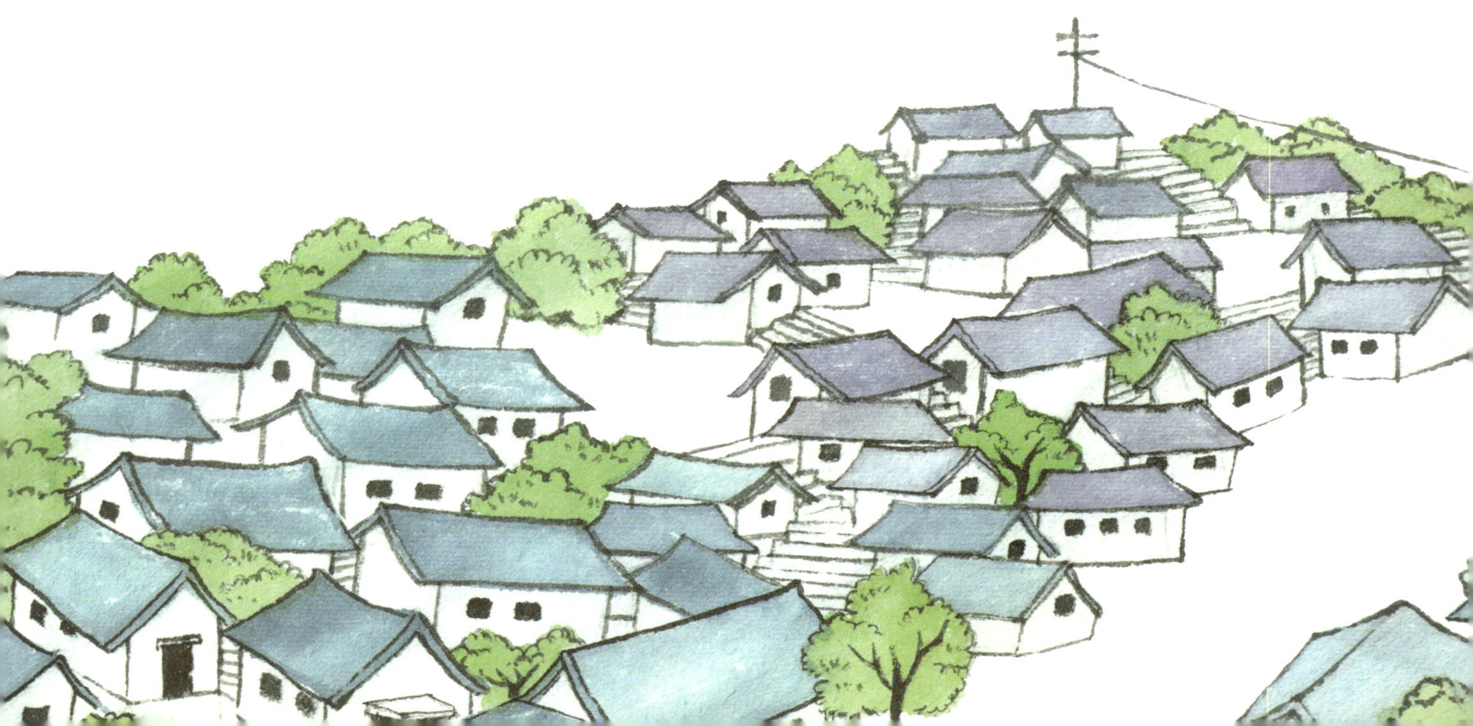

새마을 노래

새벽 종이 울렸네 새 아침이 밝았네
너도 나도 일어나 새마을을 가꾸세
살기 좋은 내 마을 우리 힘으로 만드세

초가집도 없애고 마을길도 넓히고
푸른 동산 만들어 알뜰살뜰 다듬세
살기 좋은 내 마을 우리 힘으로 만드세

서로서로 도와서 땀 흘려서 일하고
소득증대 힘써서 부자마을 만드세
살기 좋은 내마을 우리 힘으로 만드세
우리 모두 굳세게 싸우면서 일하고
일하면서 싸워서 새 조국을 만드세
살기 좋은 내 마을 우리 힘으로 만드세

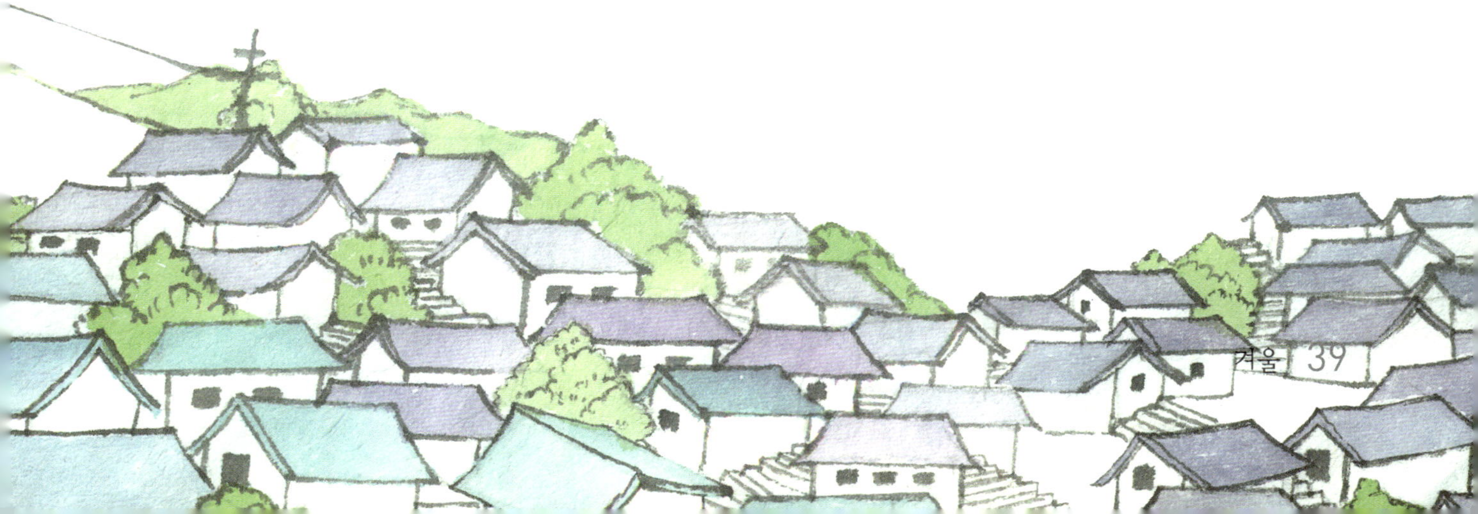

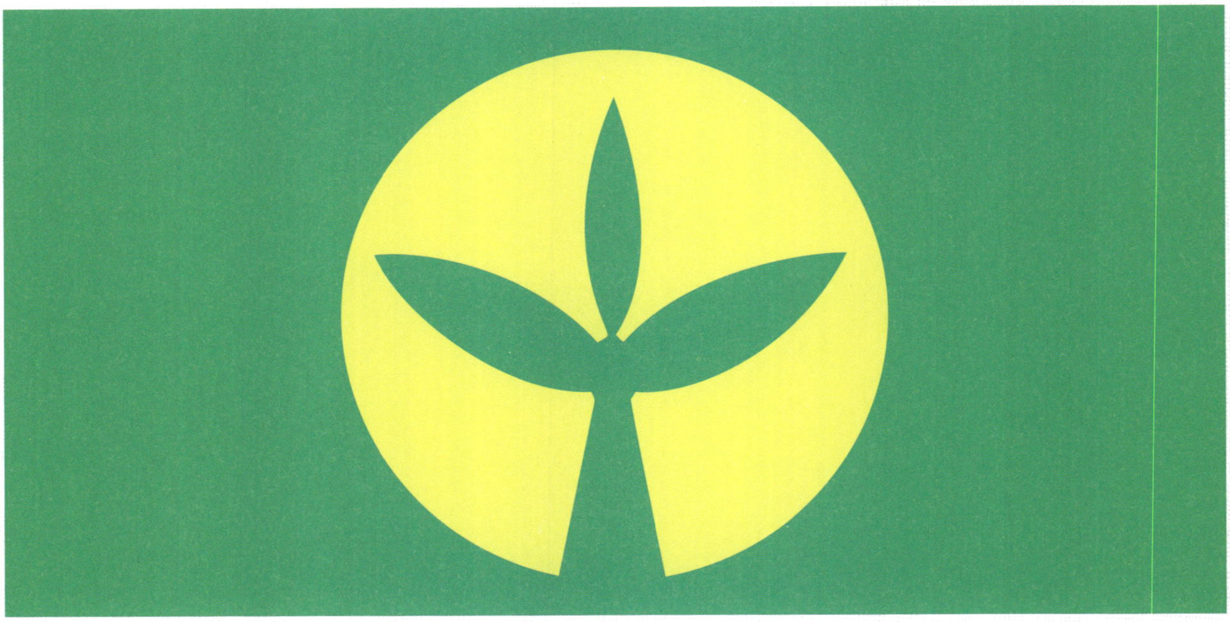

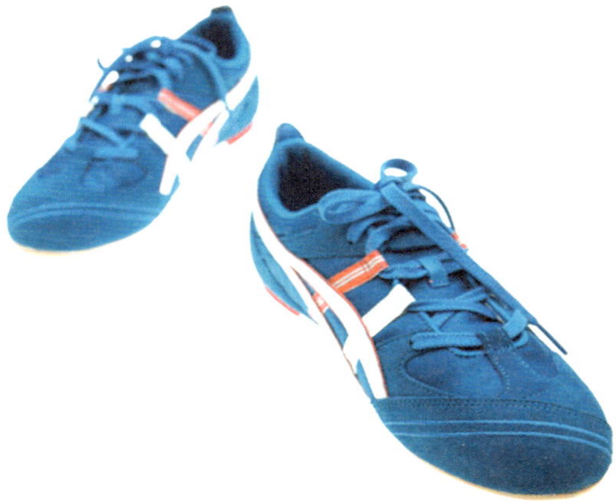

1 무엇인지 아시겠어요?

이름을 말씀해 보세요.

3 새마을 운동과 관련이 깊은 것을 모두 골라보세요.

새벽종이울렸네
새아침이밝았네
너도나도일어나
새마을을가꾸세

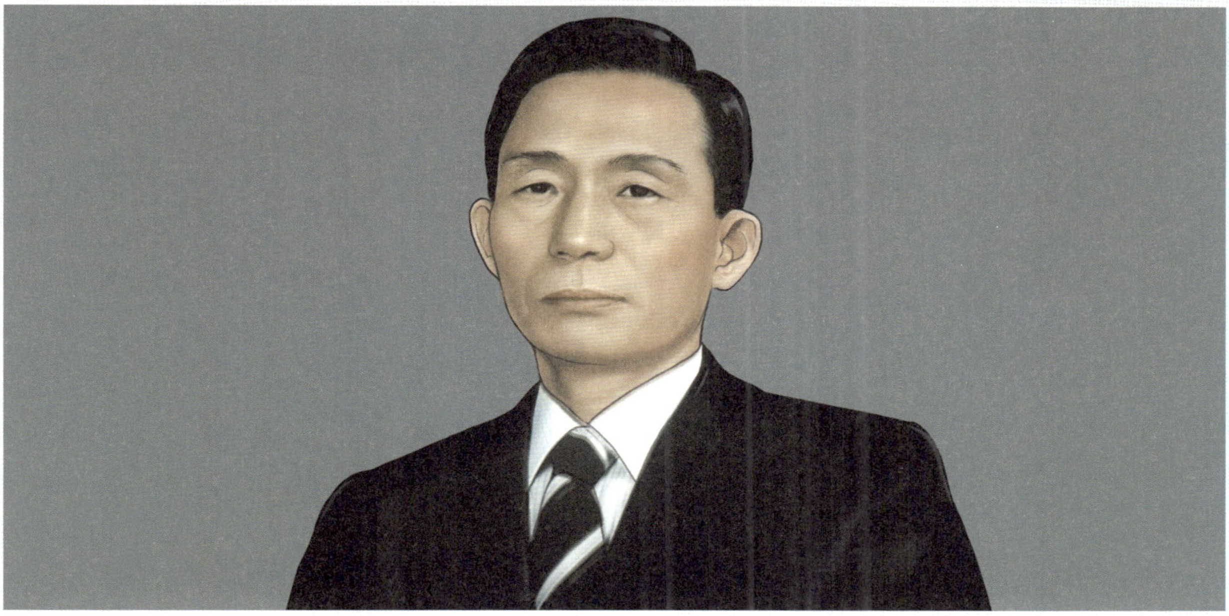

2 새마을 운동과 관련이 있는 대통령의 이름을 말씀해 보세요.

4 운동을 할 때 필요한 것은 무엇일까요?

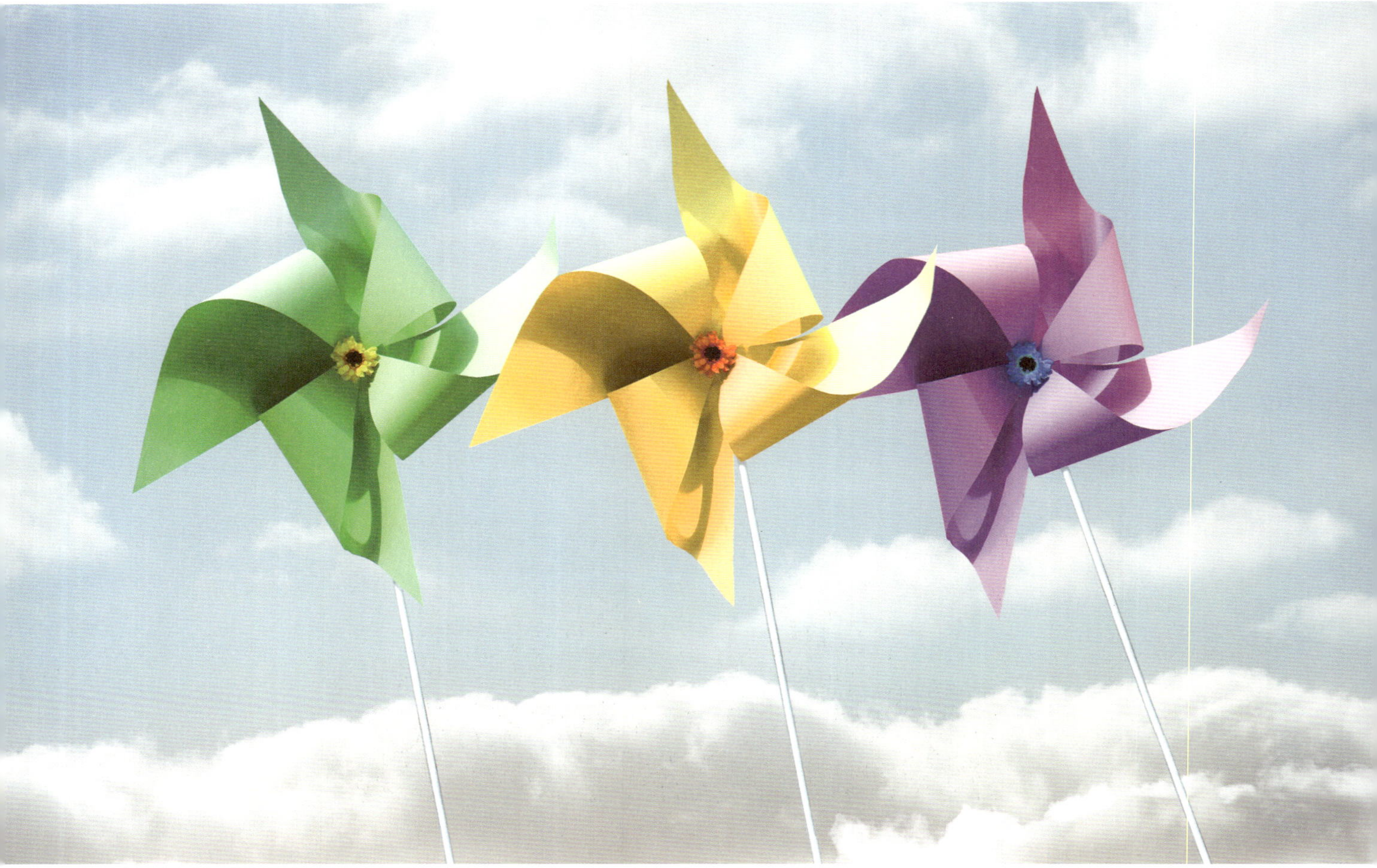

이야기해 보세요

- 무슨 장난감인지 아시겠어요?

  바람이 불면 뱅글뱅글 돌아가는 장난감은 무엇일까요?

- 바람개비를 만들어 본 적이 있으시죠?
  어떤 재료로 만드셨나요?

- 바람개비를 잘 돌게 하기 위한 방법을 아시나요?

- 바람개비를 만들기 위해 칼이나 가위를 사용하다가 다치신 적은 없으세요?

- 어린 시절 집 주변에 유난히 바람이 많이 부는 장소가 있었나요?

- 사진을 보고 떠오르는 생각을 자유롭게 말씀해 보세요.

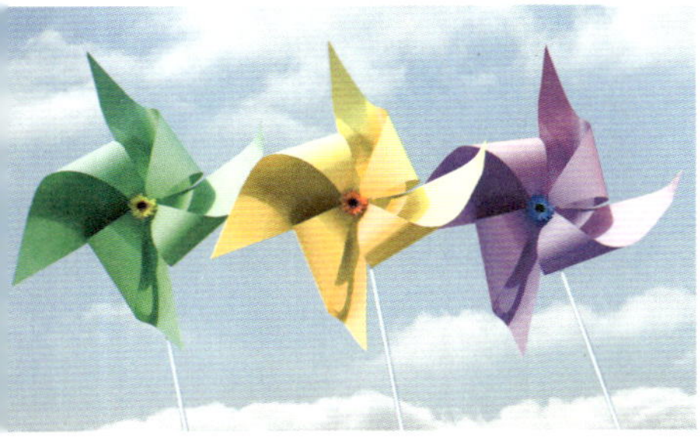

한번 해보세요

- 색종이를 별 모양으로 잘라 종이에 붙여보세요.
- 집에 바람개비처럼 돌아가는 물건이 있는지 찾아보세요.
- 바람개비가 돌아가는 것처럼 양손으로 원을 그리며 돌려보세요.
- 바람이 많이 부는 곳에 가서 바람개비를 돌려 보세요. 바람개비가 바람에 잘 돌아가는지 확인해 보세요.

색종이와 수수깡으로 바람개비를 한번 만들어보세요.
입으로 바람을 불어 바람개비를 돌려 보세요.

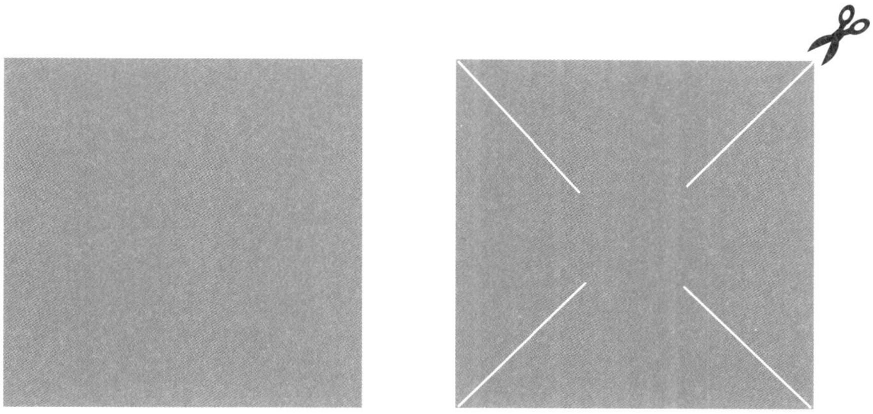

① 모서리 부분을 대각선 방향으로 오리세요.

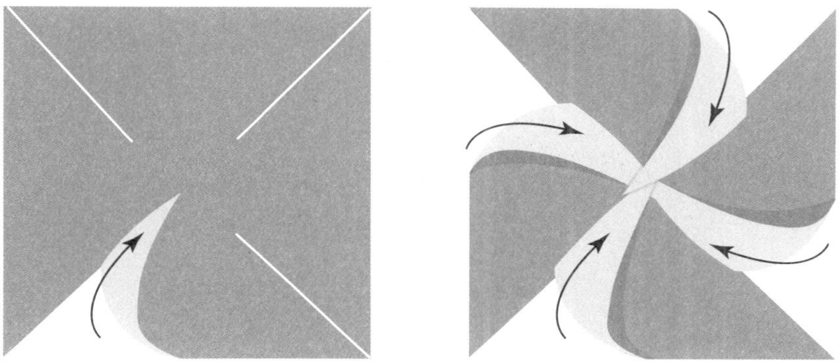

② 모서리면을 중심부분으로 말아 고정하세요.

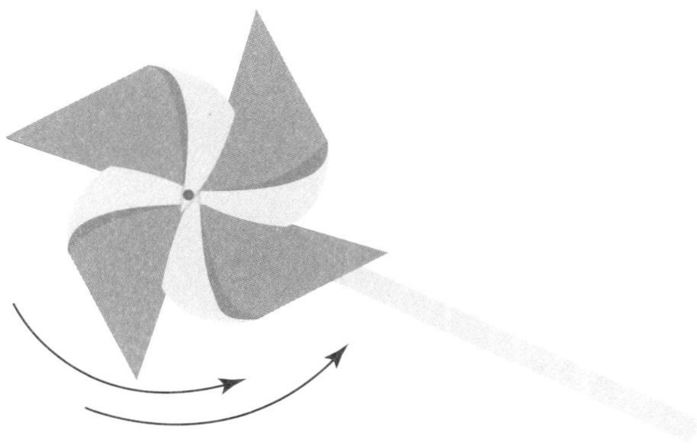

③ 중심점에 핀으로 고정한 후, 수수깡에 꽂으세요.

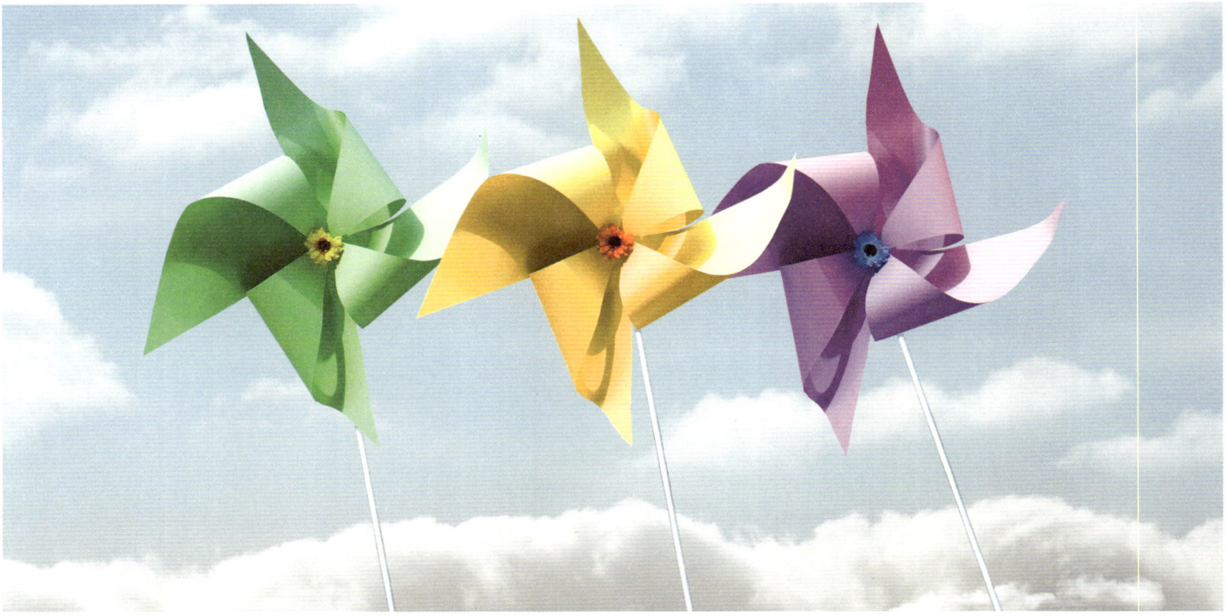

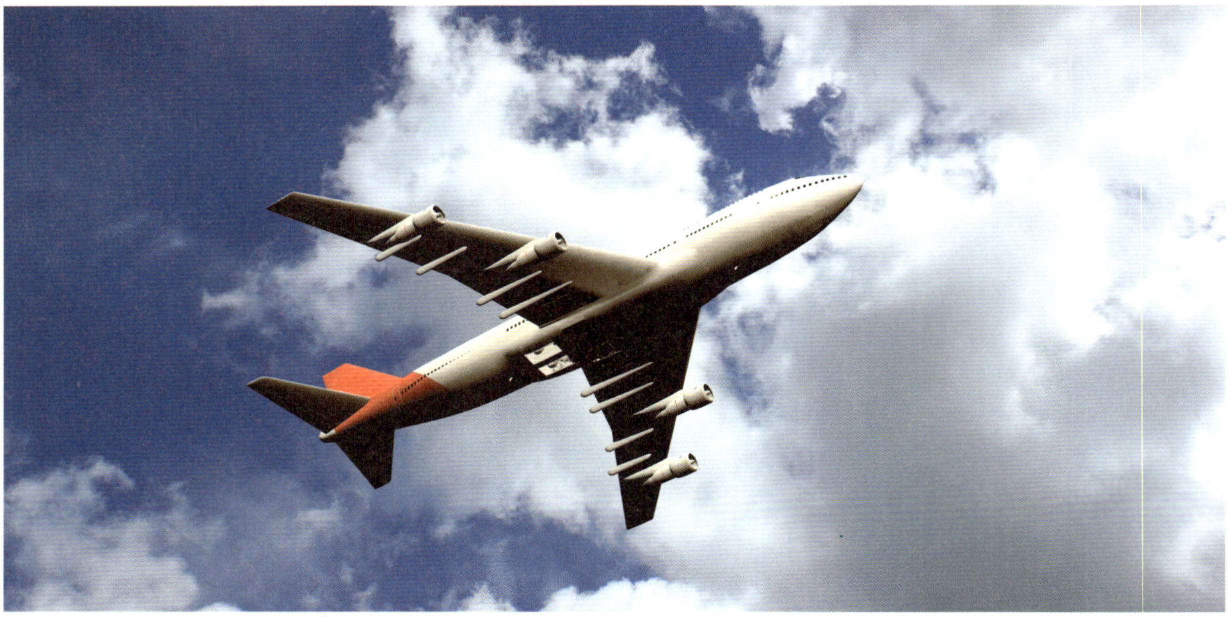

1 무엇인지 아시겠어요?
이름을 말씀해 보세요.

3 바람이 불면 빙빙 회전하도록 만든 장난감은 무엇인가요?

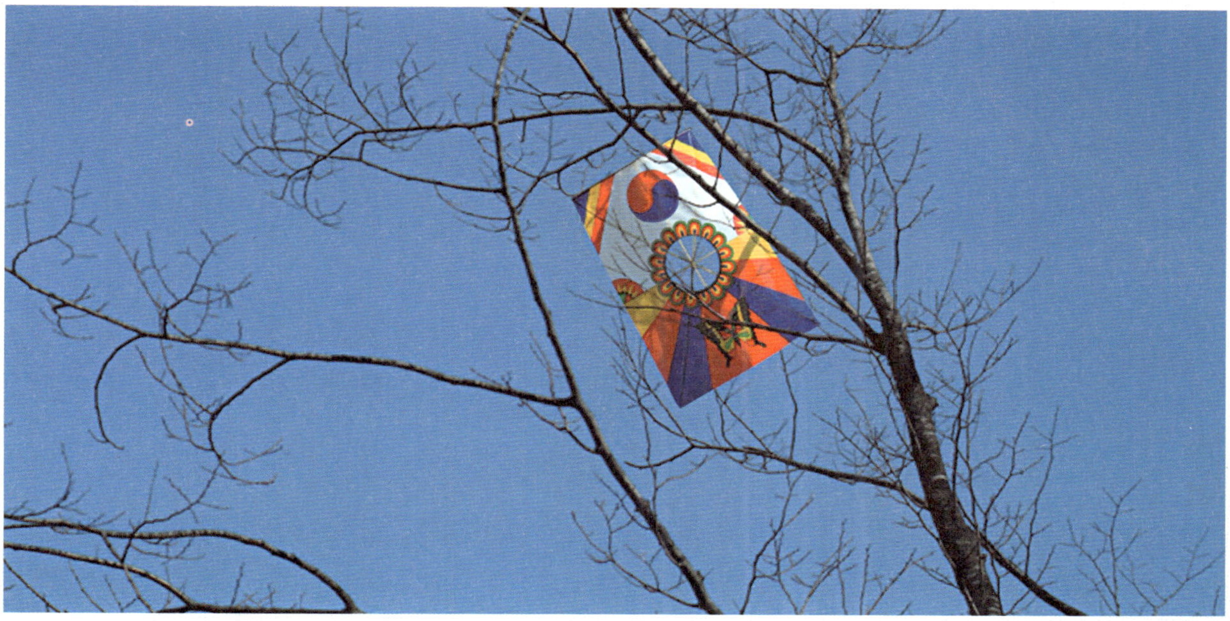

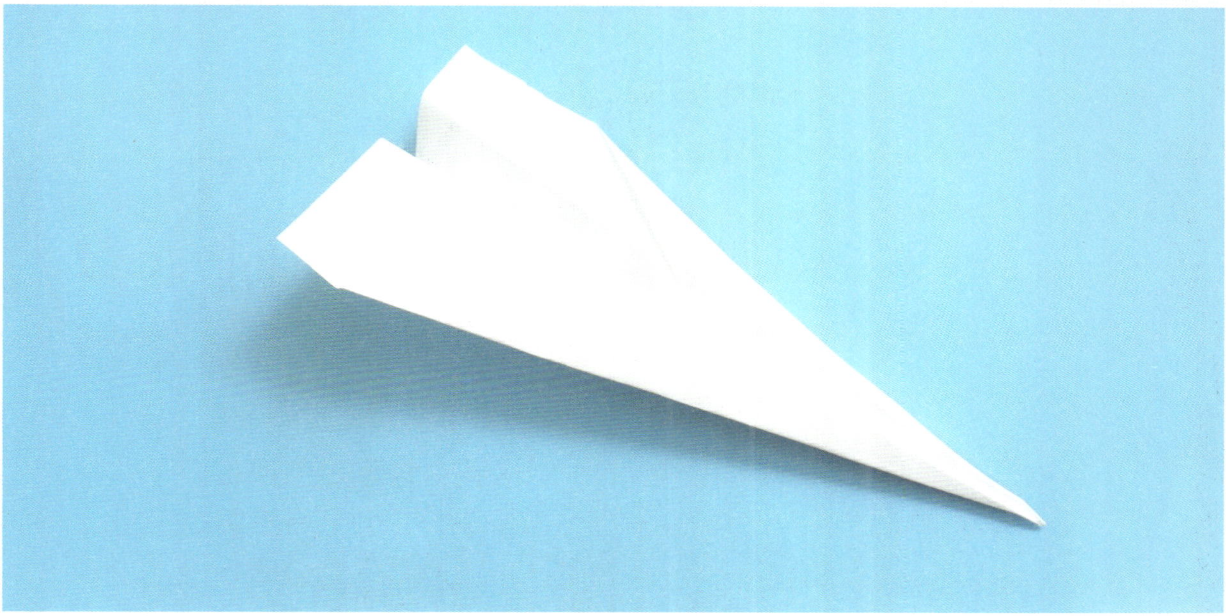

2 기다란 실이 필요한 것은 무엇일까요?

4 가장 높이 날 수 있는 것은 무엇일까요?

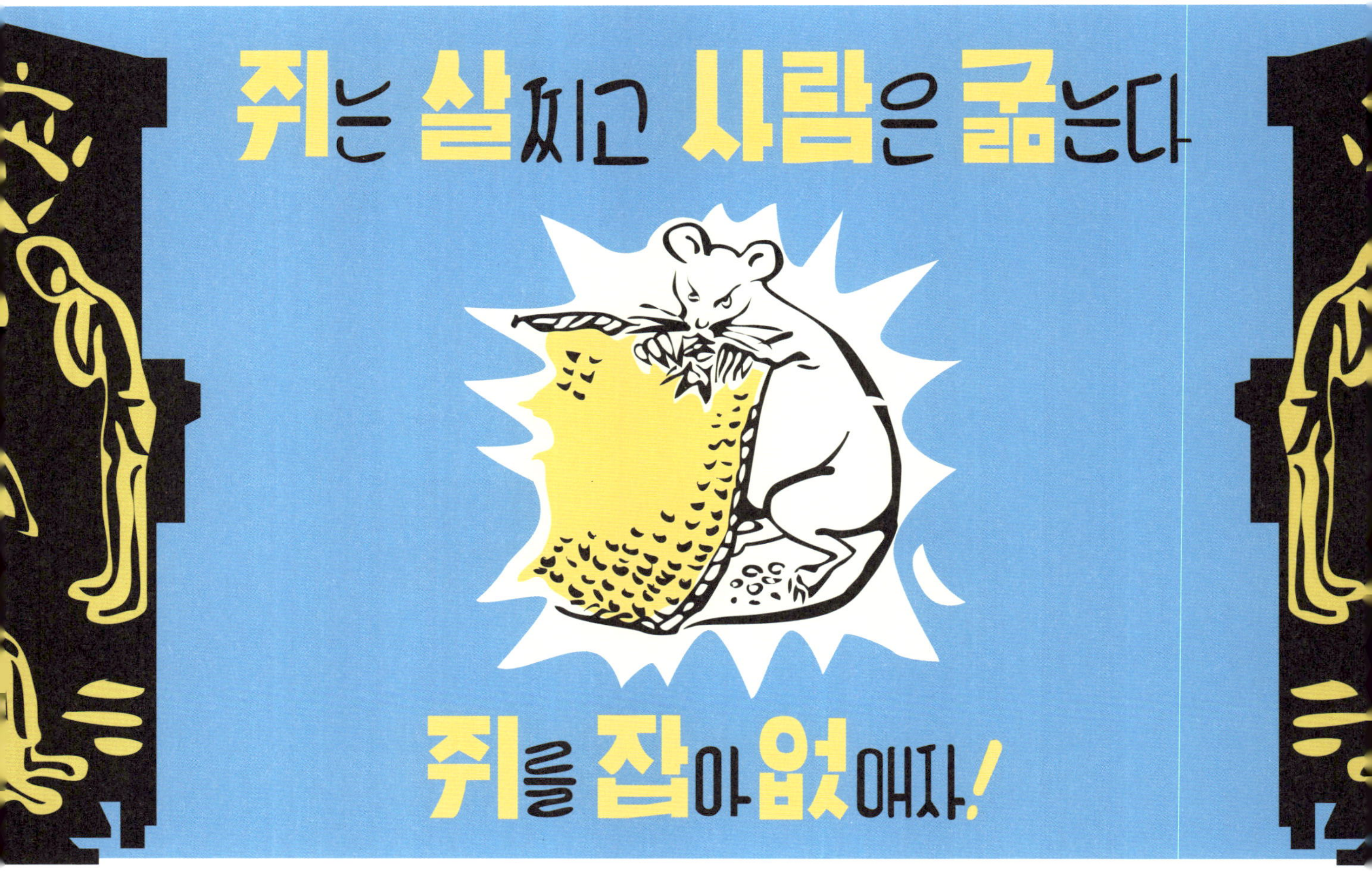
쥐는 살찌고 사람은 굶는다
쥐를 잡아 없애자!

이야기해 보세요

- 무슨 사진인지 알아 보시겠어요?

  헛간에서 몰래 곡식을 갉아먹던 동물을 없애기 위해 했던 운동은 무엇인지요?

- 쥐를 본 적이 있으시죠?

- 갑자기 쥐를 보고 깜짝 놀랐던 적이 있으신가요?

- 어린 시절 쥐를 발견하면 어떻게 하셨나요?
  잡거나 몰아내보신 적도 있으신가요?

- 쥐약을 음식물에 섞어 놓아둔 적이 있으세요?
  쥐를 잡기 위해서 고양이를 키운 적은 없으셨는지 말씀해 주세요.

- 학교에서 쥐꼬리 가져오기와 같은 쥐 잡기 운동을 한 적이 있으시죠?

- 사진을 보고 떠오르는 생각을 자유롭게 말씀해 보세요.

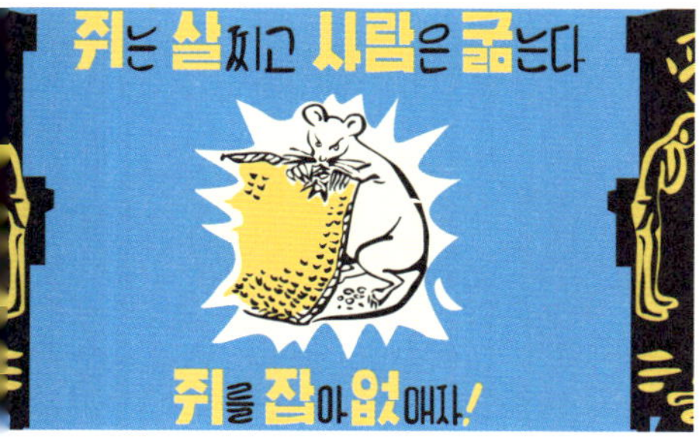

한번 해보세요

- 찰흙으로 쥐를 만들어 보세요.
  가느다란 꼬리도 만들어 붙여보세요.

- 집에 벌레가 있는지 한번 찾아보세요.
  집에 벌레가 없다면, 잔디밭이나 산에 나가 벌레를 찾아보세요.

- 집에 쥐가 갉아 먹었을 법한 물건이나 음식이 있는지 찾아보세요.

- 우리 동네에 쥐나 고양이가 있는지 찾아보세요.

벌레를 잡자는 내용의 벽보를 한번 그려보세요.

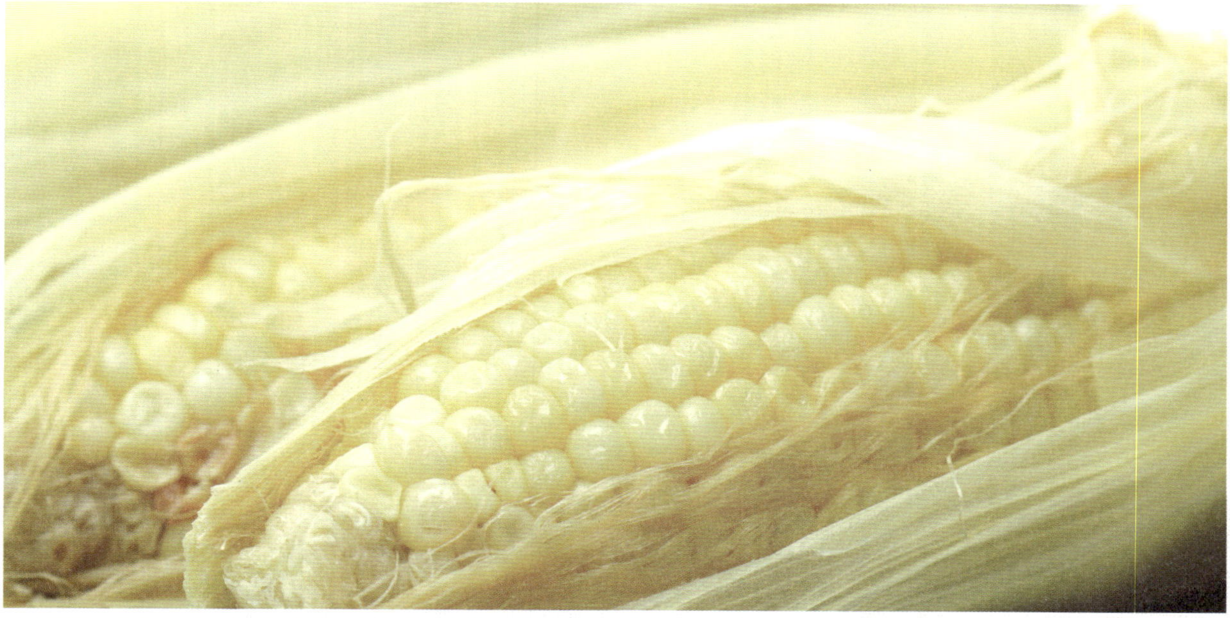

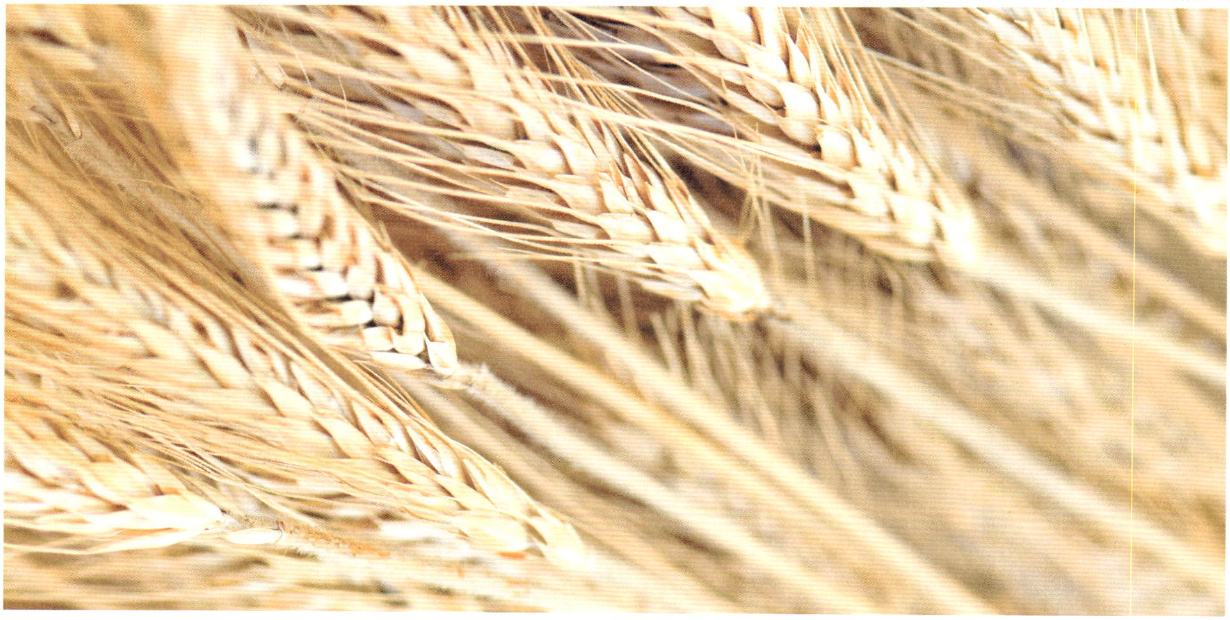

1 무엇인지 아시겠어요?
이름을 말씀해 보세요.

3 주로 여름에 먹는 것으로 가장 달콤하고 맛있는 음식은 무엇일까요?

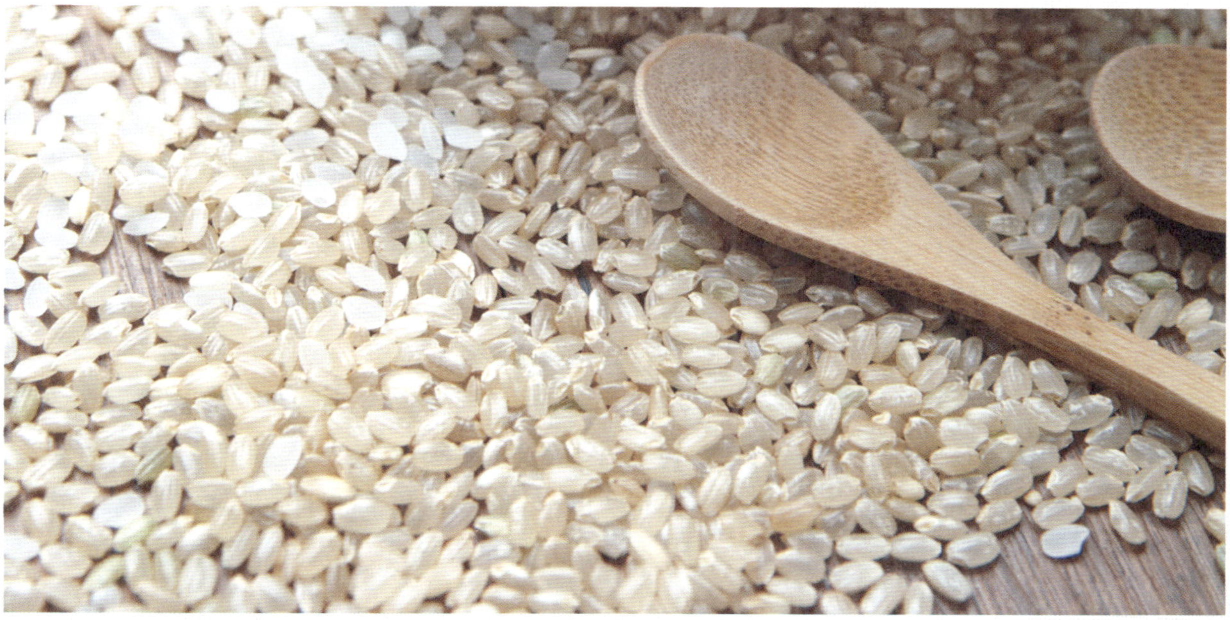

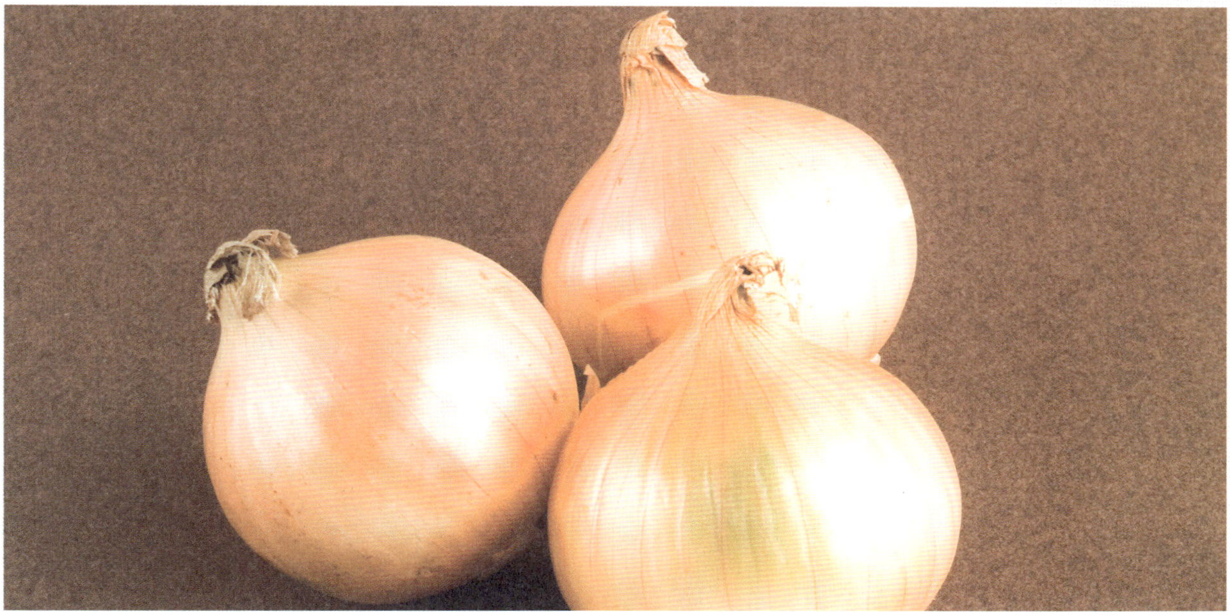

2 쥐가 갉아 먹었던 것을 모두 골라보세요.

4 냄새나 맛이 가장 매운 것은 무엇일까요?

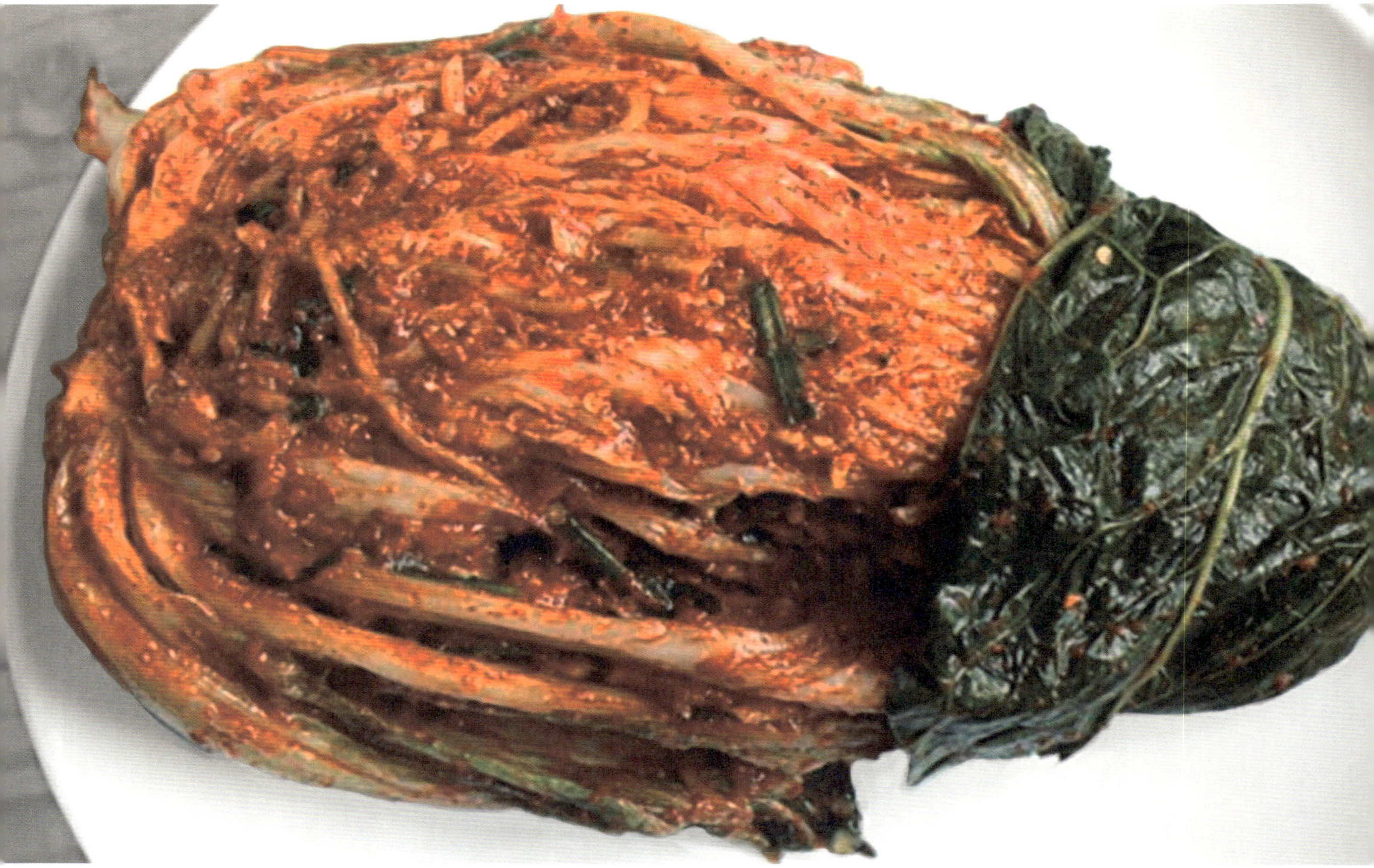

이야기해 보세요

- 무슨 음식인지 아시겠어요?

  고유의 음식으로 배추로 만드는 '이것'은 무엇인가요?

- 어머니께서 김장을 하시던 모습을 기억하세요?
- 어린 시절 어머니를 도와 김장을 하신 적이 있으세요?
- 김장이 막 끝난 뒤의 겉절이를 손으로 찢어 드셔본 적이 있으세요?
- 김치에 굴이나 낙지와 같이 색다른 재료를 넣은 것을 본 적이 있으신가요? 어떤 재료를 가장 좋아하셨나요?
- 별다른 반찬 없이 밥과 김치만으로 식사를 하신 적은 없으신가요?
- 사진을 보고 떠오르는 생각을 자유롭게 말씀해 보세요.

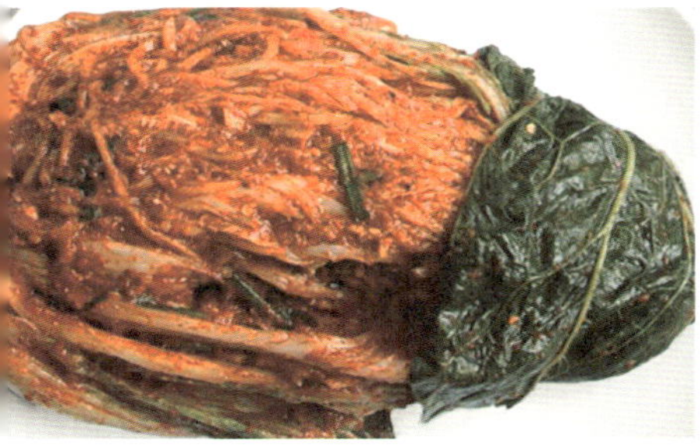

한번 해보세요

- 김장을 하기 위해 필요한 재료들을 종이에 적어보세요.
- 냉장고에 무엇이 있는지 종이에 적어보세요.
- 맛있는 김치를 한번 드셔보세요.
  김치가 많이 쉬었다면, 김치 부침개를 만들어 보세요.
- 가족이나 이웃과 함께 맛있는 김치를 만들어 보세요.
- 시장이나 슈퍼에 가서 김장을 하기 위해 필요한 재료가 얼마인지 살펴보세요.

김장을 담기 위해 필요한 재료를 모두 그려보세요.

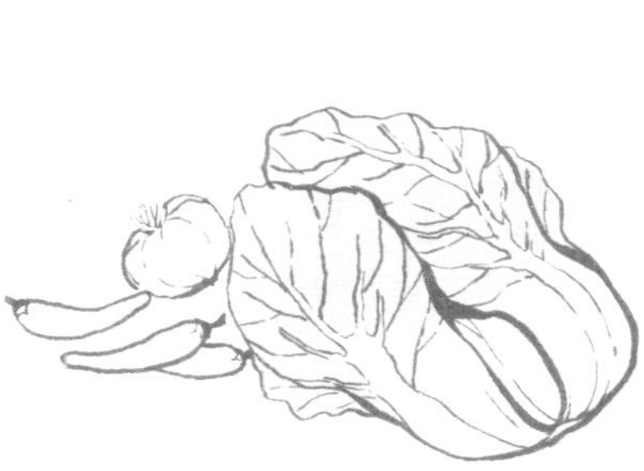

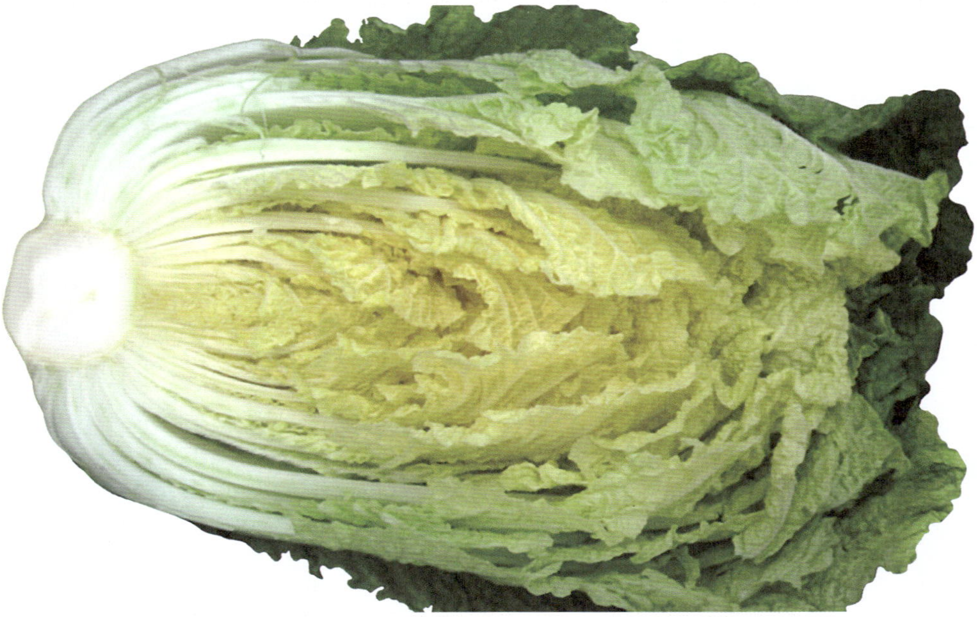

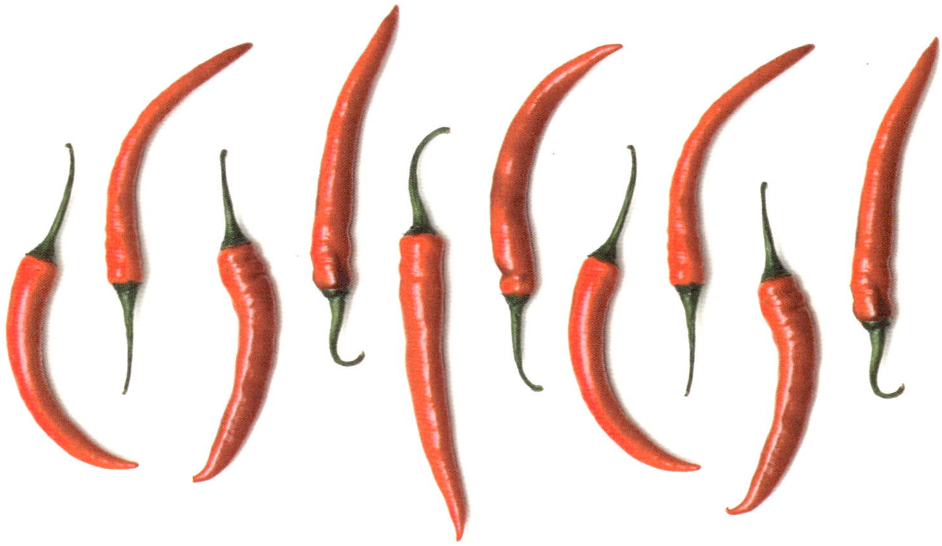

1 무슨 재료인지 아시겠어요?
재료의 이름을 말씀해보세요.

3 먹었을 때 매운 맛이 나는 채소를 모두 골라보세요.

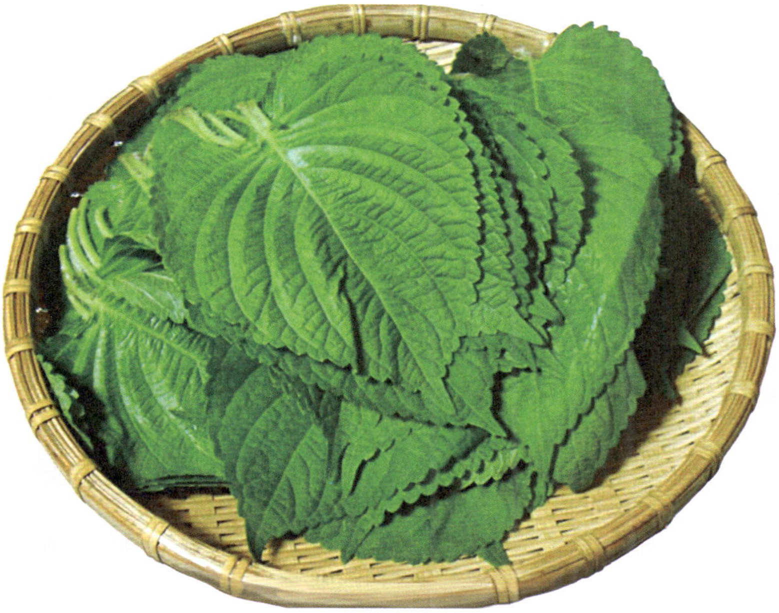

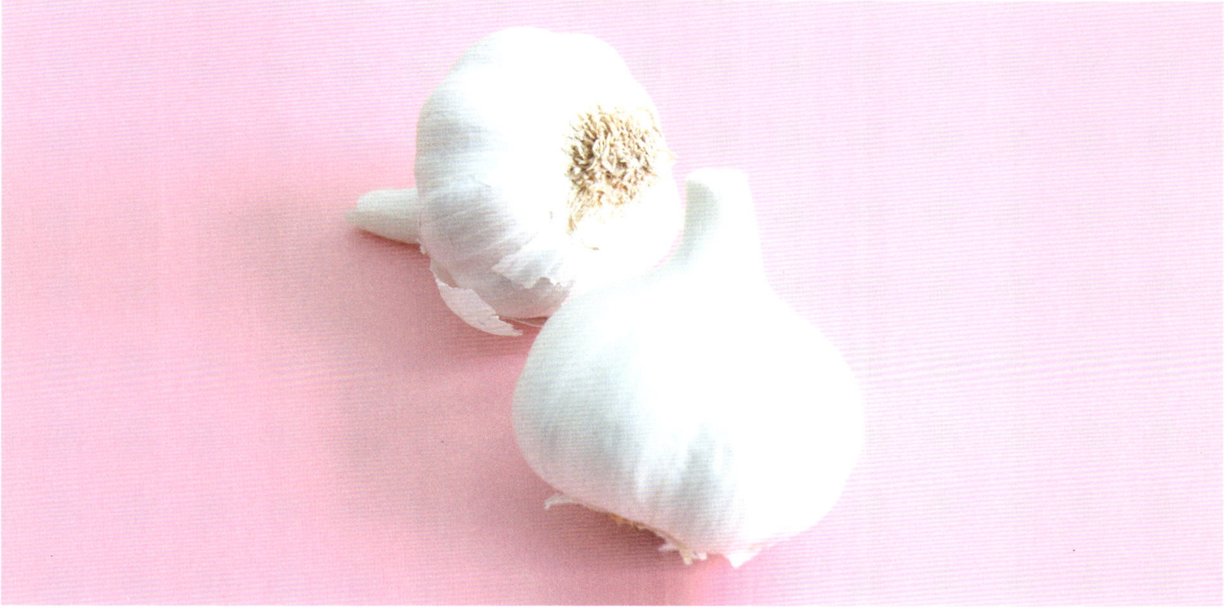

2 김치를 담글 때 필요한 재료를 모두 골라보세요.

4 노란 색의 작은 씨가 들어 있는 것은 무엇일까요?

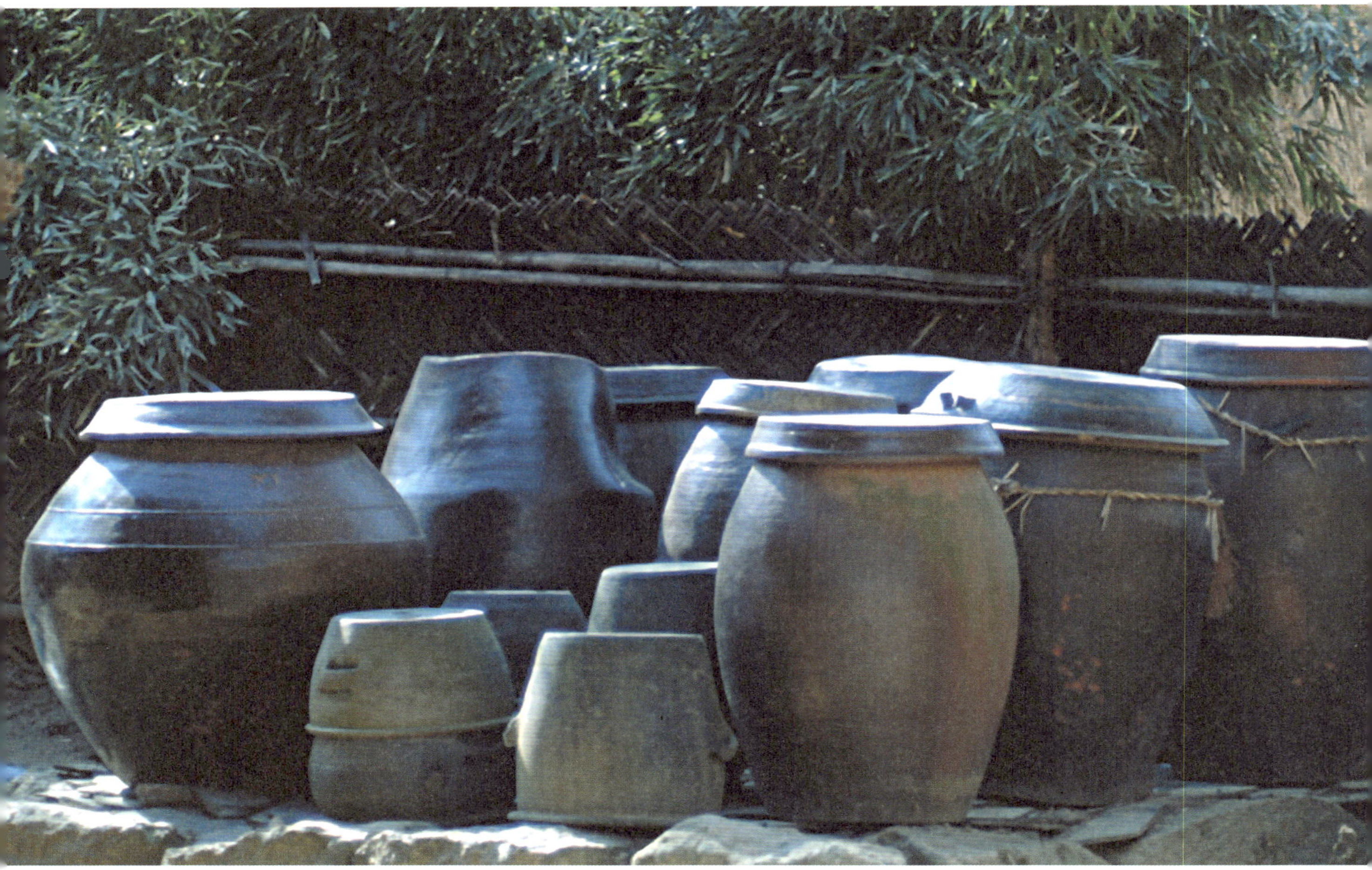

이야기해 보세요

- 무슨 사진인지 아시겠어요?

  고추장이나 된장, 간장을 보관하는 것으로 이름이 '장'으로 시작하는 '이것'은 무엇이지요?

- 장독을 본 적이 있으시죠?
- 장독에 담아둔 음식을 드셔본 적이 있으세요? 냉장고에 보관하는 것과 맛이 어떻게 다른지 말씀해 보세요.
- 어린 시절에 장독 주변에서 놀다가 장독을 깬 적은 없으세요?
- 비가 오는 날, 열어놨던 장독의 뚜껑을 급하게 닫아 본 적이 있으세요?
- 장독에 정화수를 떠 놓고 소원을 빌어본 적이 있으세요?
- 사진을 보고 떠오르는 생각을 자유롭게 말씀해 보세요.

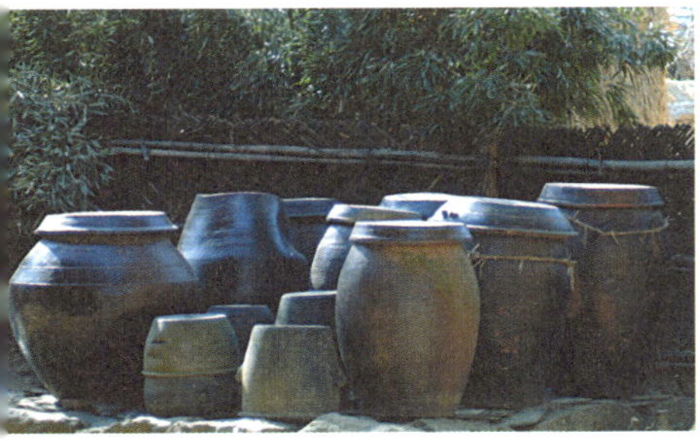

한번 해보세요

- 찰흙으로 작은 장독을 만들어 보세요.
  장독의 뚜껑도 만들어 덮어보세요.

- 집에 장독이 있다면 무엇이 담겨 있는지 살펴보세요.

- 직접 만든 간장이나 된장, 고추장을 한번 드셔보세요.

- 항아리나 바구니에 작은 물건을 담아보세요.
  얼마나 많은 물건을 담을 수 있는지 살펴보세요.

- 주말에는 장독을 파는 곳에 한번 가보세요.
  장독의 색깔은 어떤지, 크기는 얼만한지 구경해 보세요.

장독에 얽힌 추억이 있다면 적어보세요.

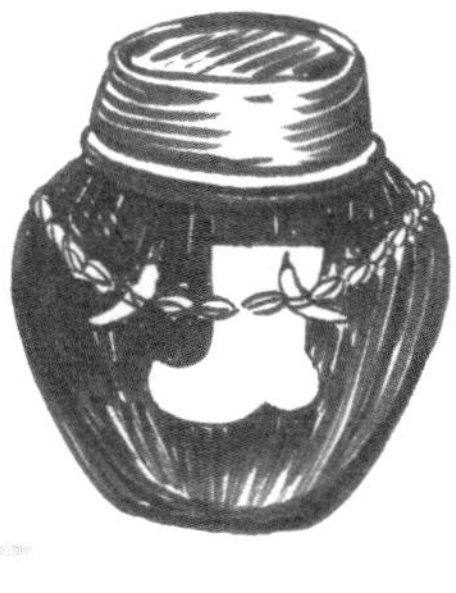

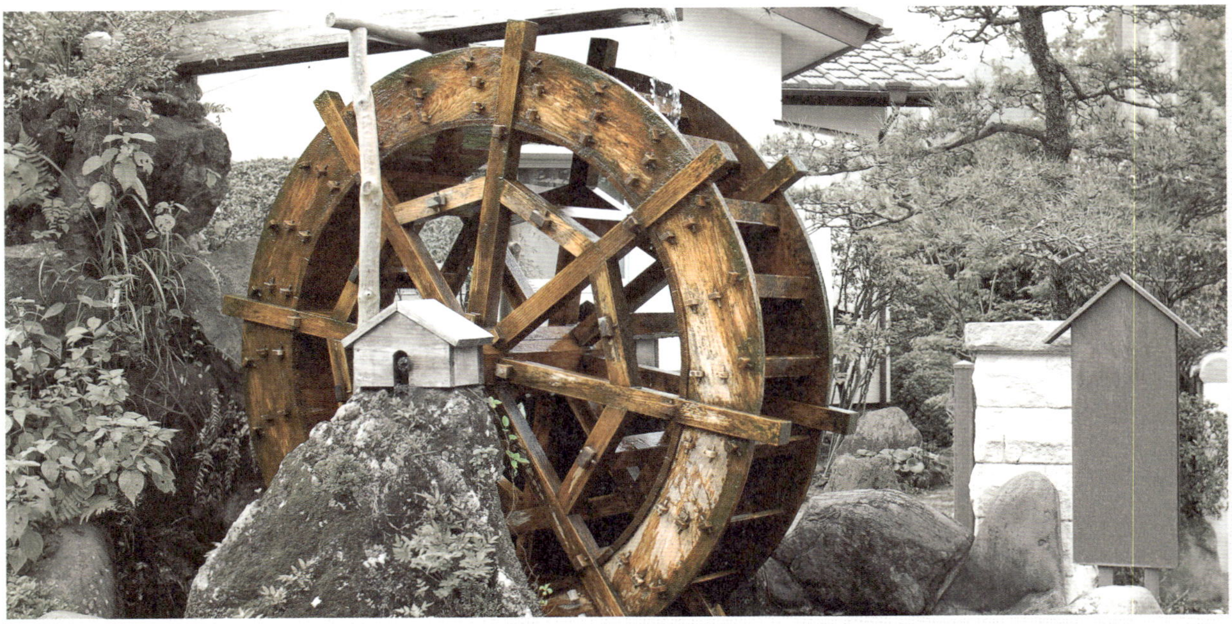

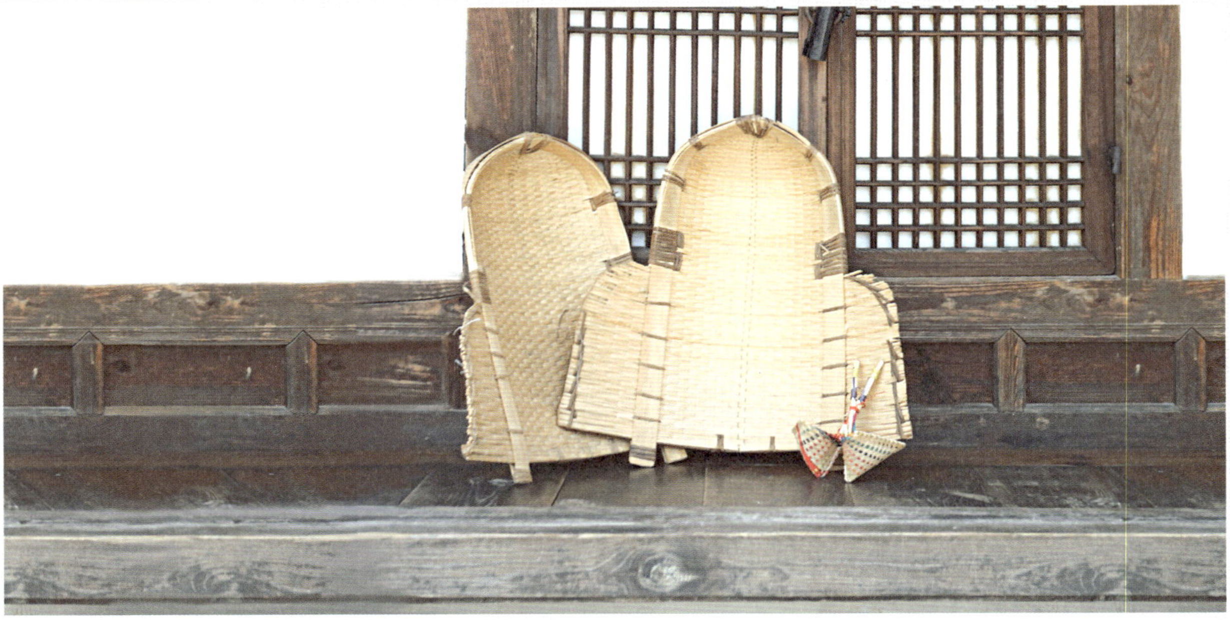

1 무엇인지 아시겠어요?
이름을 말씀해보세요.

3 물의 힘을 이용해서 곡식을 찧는 기구는
무엇일까요?

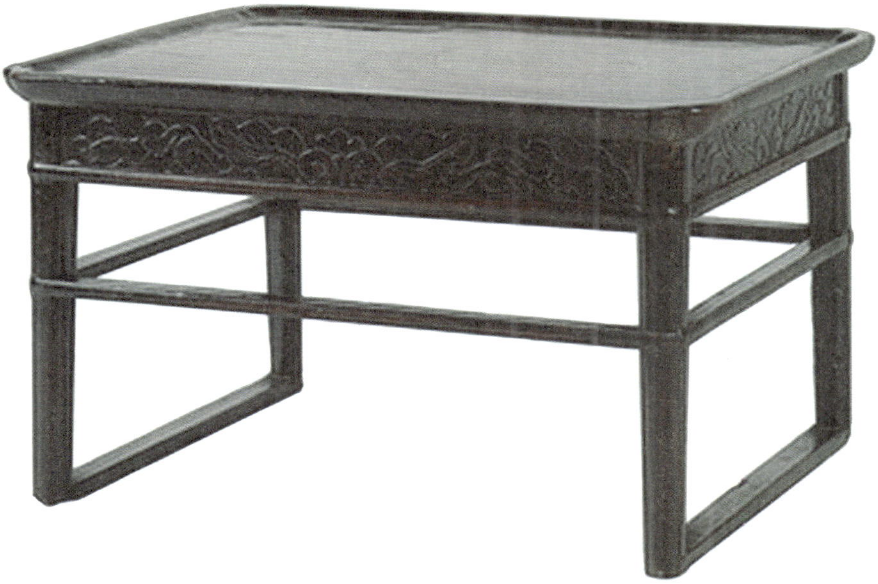

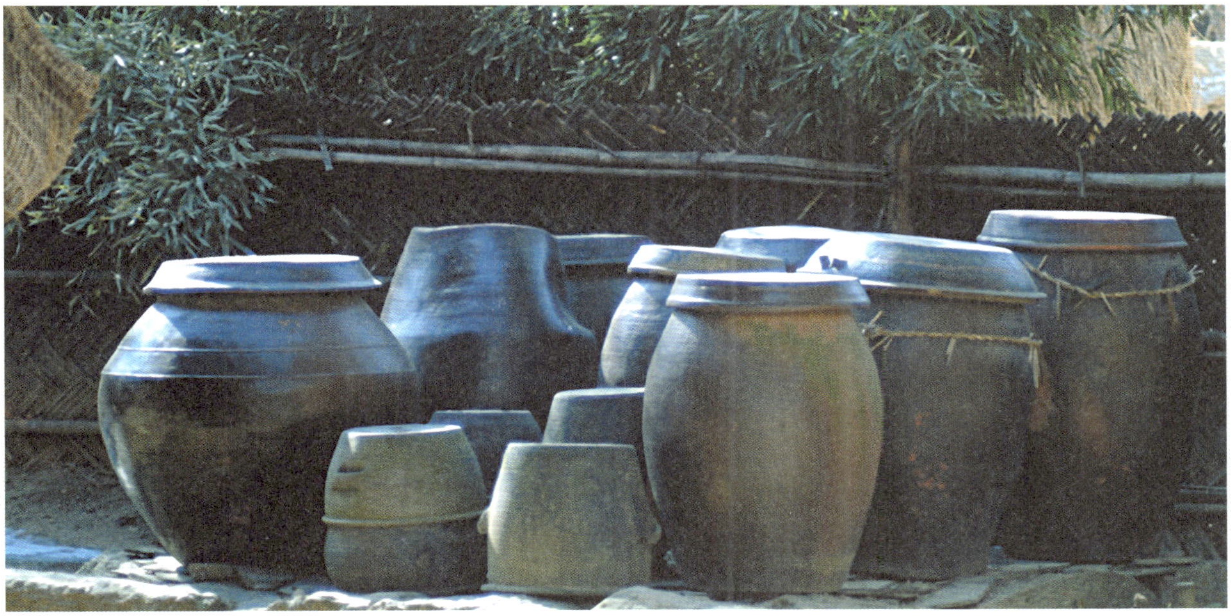

2 아이가 오줌을 싸면 다음날 머리에 쓰고 다니던 것은 무엇일까요?

4 김치나 간장, 된장을 담아두는 것은 무엇일까요?

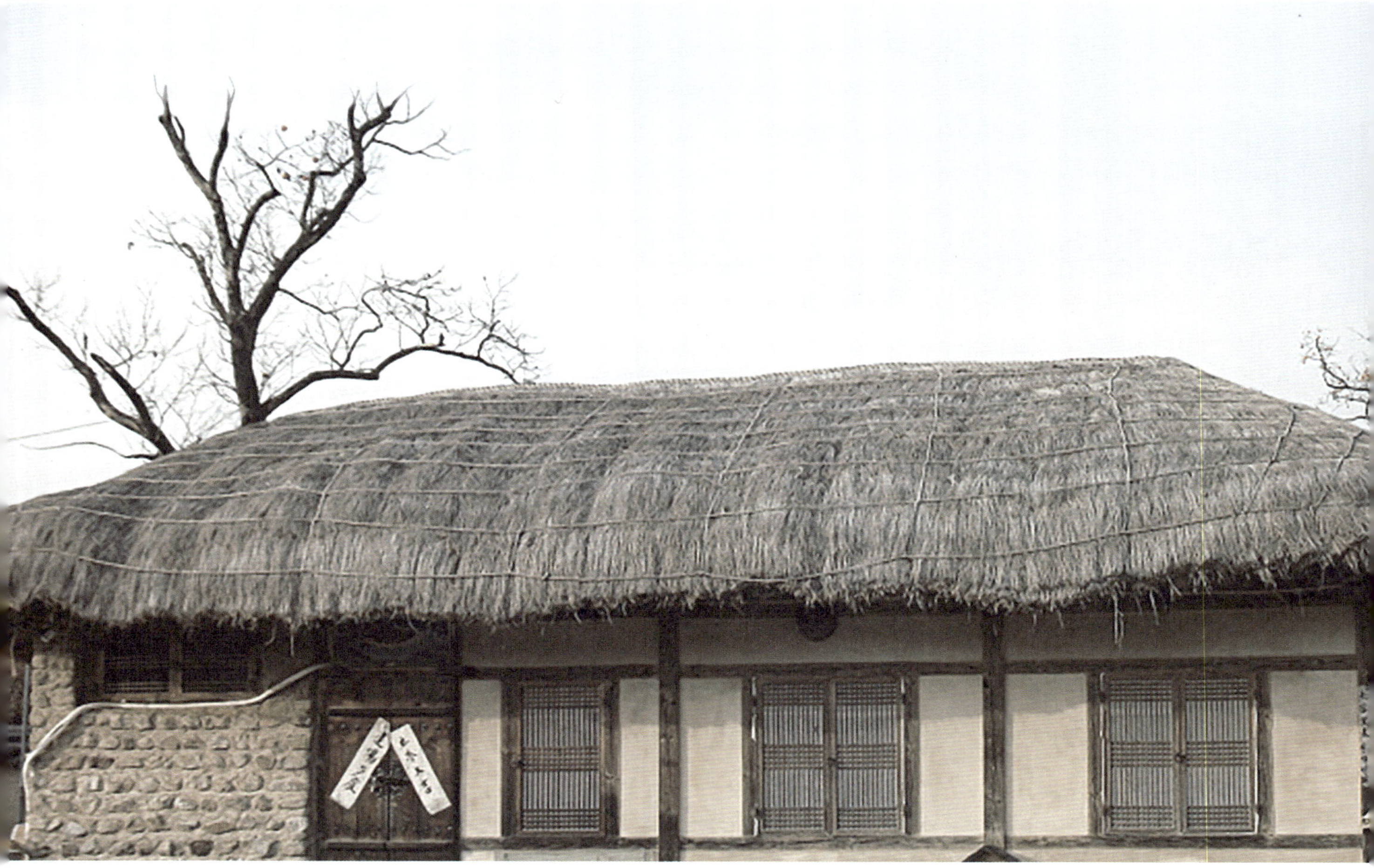

이야기해 보세요

- 무슨 집인지 아시겠어요?

  벗짚으로 지붕을 덮은 집을 무엇이라 하지요?

- 초가집에서 살아본 적이 있으세요?

  ☞ 살아본 적이 있으시다면, 초가집 지붕의 볏짚이 썩어서 지붕을 새로 갈아본 적이 있으신가요?

  ☞ 살아본 적이 없으시다면, 어떤 집에서 사셨는지 말씀해 보세요. (예: 기와집)

- 초가집 지붕을 직접 이어본 적이 있으세요?
- 추운 겨울, 따뜻한 아랫목을 차지하기 위해 가족들과 경쟁해 본 적은 있으세요?
- 초가집 지붕 위에서 자라는 박을 본 적이 있으세요?
- 사진을 보고 떠오르는 생각을 자유롭게 말씀해 보세요.

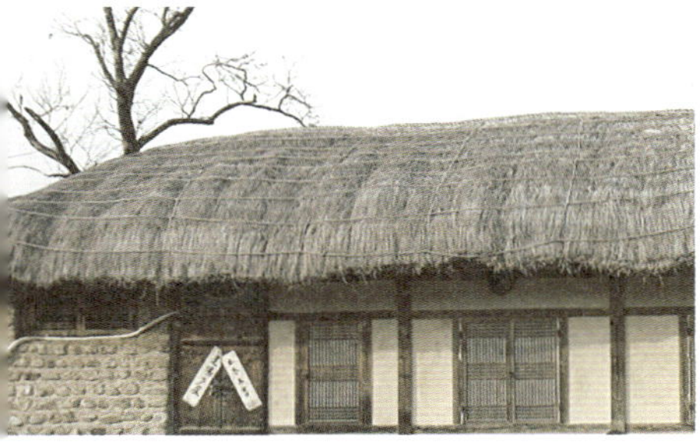

한번 해보세요

- 어르신의 앨범에서 예전에 살던 집이 나온 사진이 있는지 찾아보세요. 어떤 구조였는지, 바닥이나 벽지는 무슨 색깔이었는지 살펴보세요.
- 찰흙으로 어르신이 살고 싶은 집을 만들어보세요.
- 볏짚이나 실로 새끼줄을 꼬아 보세요.
- 어린 시절 어르신께서 사시던 동네를 한번 방문해 보세요. 예전에 비해 얼마나 달라졌는지 한번 살펴보세요.

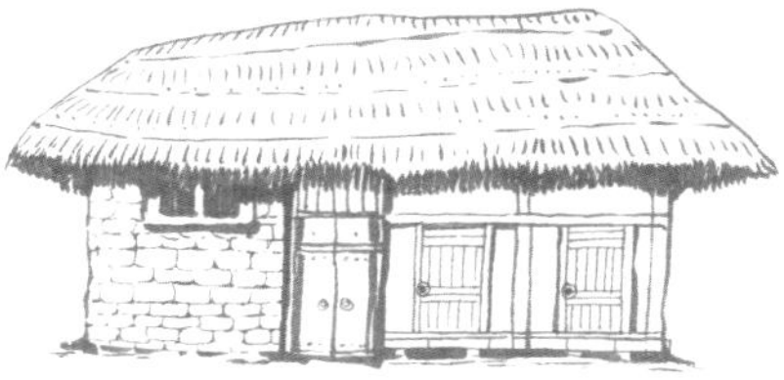

어린 시절에 살던 집 주변의 모습을 그려보세요.
집 근처에는 어떤 건물들이 있었는지 그려보세요.

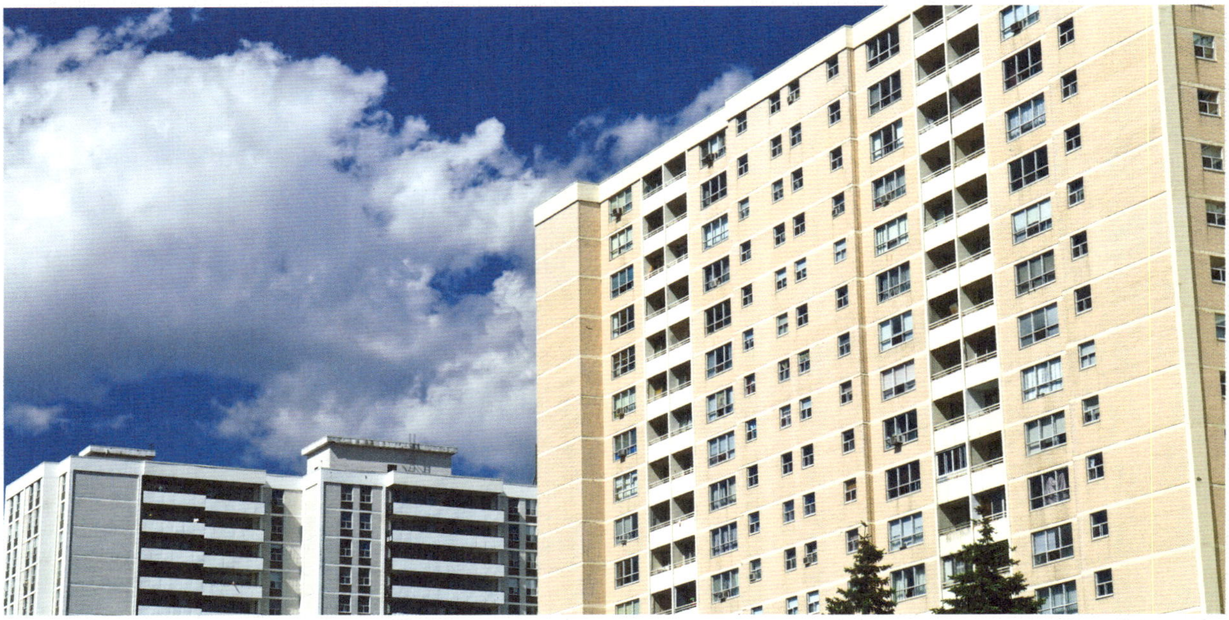

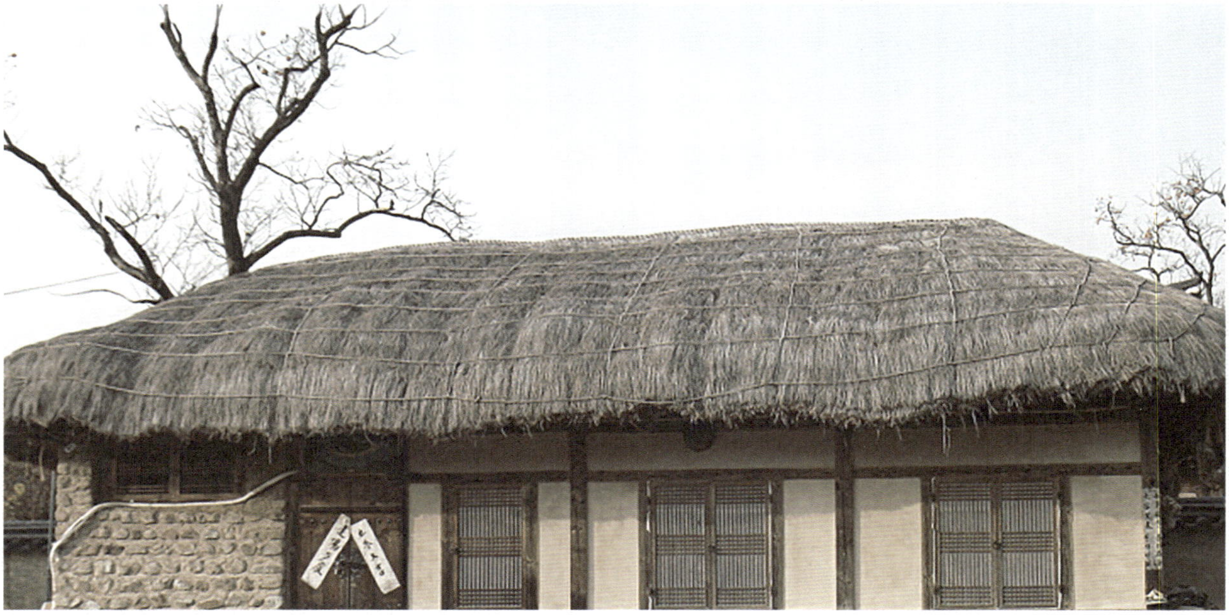

1 무슨 건물인지 아시겠어요?

건물의 종류를 말씀해 보세요.

3 1950년대에 가장 많이 있었던 집은 무엇일까요?

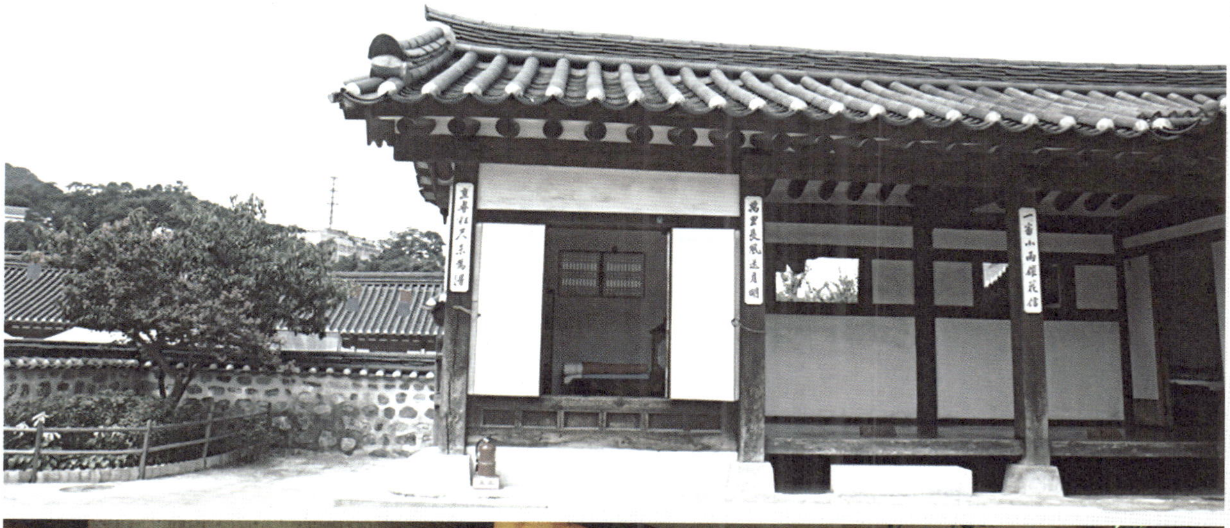

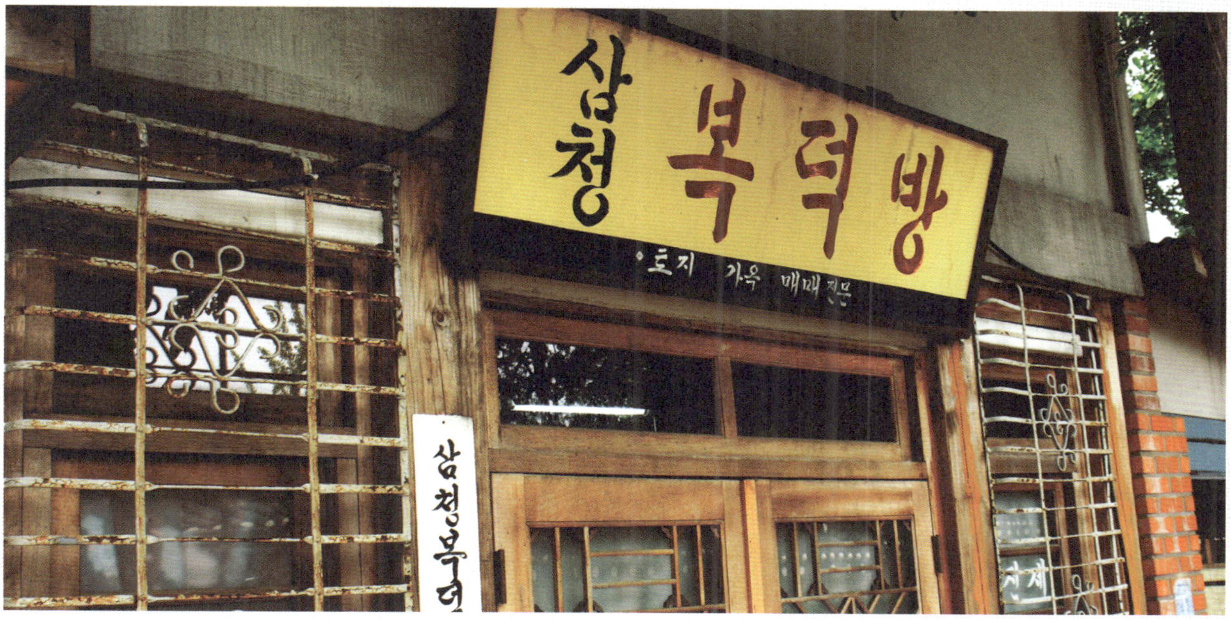

2 가장 최근에 지어진 건물은 무엇일까요?

4 사람들이 사는 집이 아닌 것을 골라보세요.

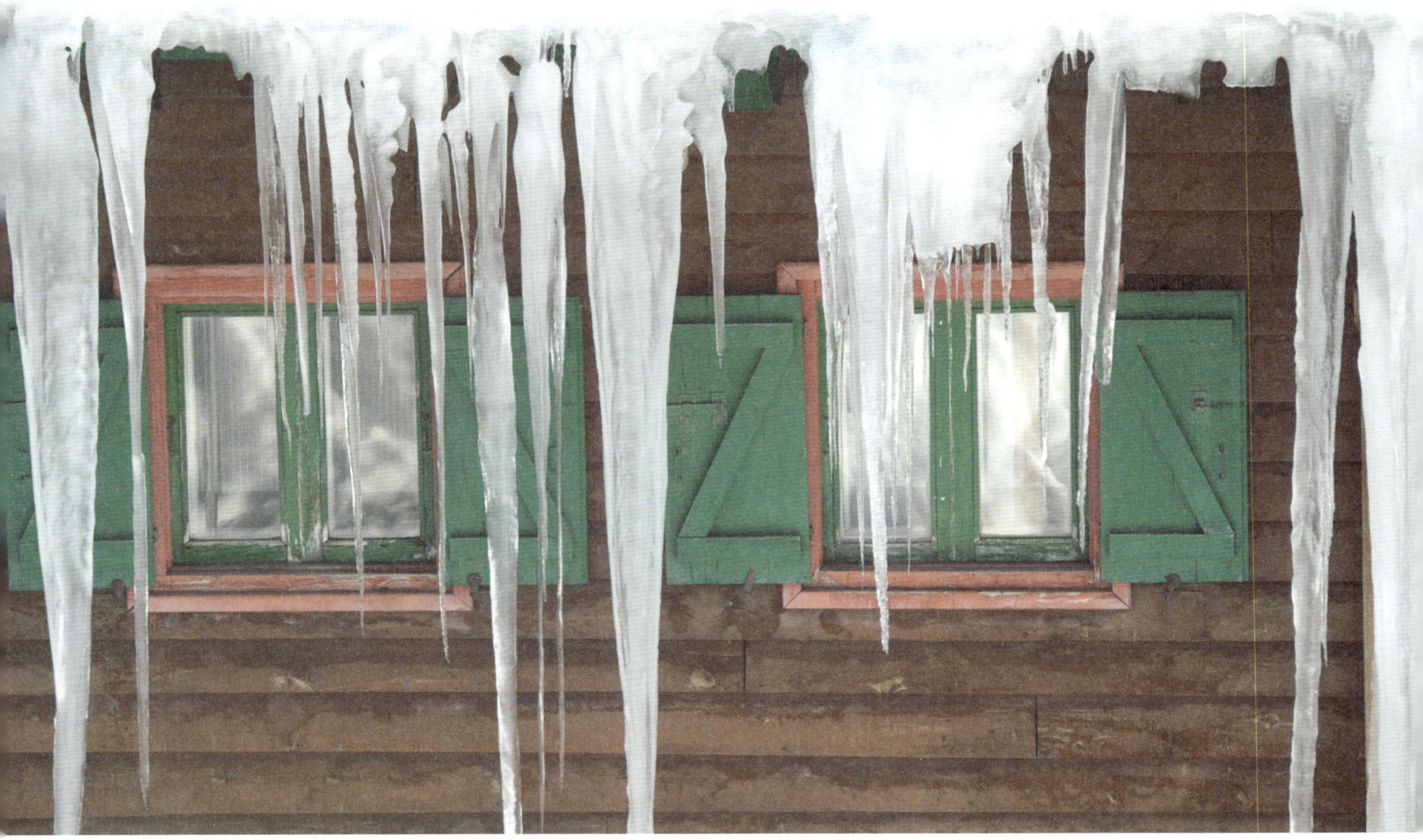

이야기해 보세요

- 무슨 건물인지 아시겠어요?

  겨울철 처마 밑에 달리는 얼음은 무엇일까요?

- 겨울에 고드름을 본 적이 있으시죠?

- 차가운 고드름을 따먹어본 적이 있으세요?

- 고드름을 가지고 친구들과 장난을 친 적은 없으세요?

- 높은 곳에 달려 있는 고드름을 따기 위해서 애쓴 적은 없으세요?

- 사진을 보고 떠오르는 생각을 자유롭게 말씀해 보세요.

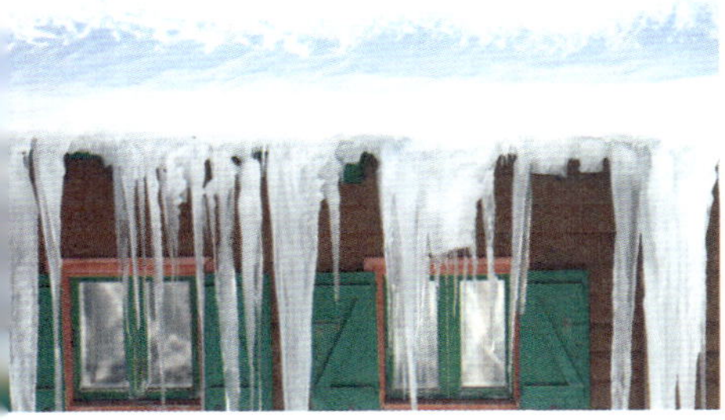

한번 해보세요

- 얼음 통이나 종이컵에 물을 붓고 냉동실에 넣어 얼음을 얼려보세요.
- 동요 '고드름'을 한번 불러보세요. 가사가 기억나지 않는다면, 다음 장을 참고하세요.
- 지붕이나 창틀과 같이 물이 흘러 떨어질 만한 곳을 살펴보세요.
- 시장이나 슈퍼에 가서 차가운 아이스크림을 사 드셔 보세요.

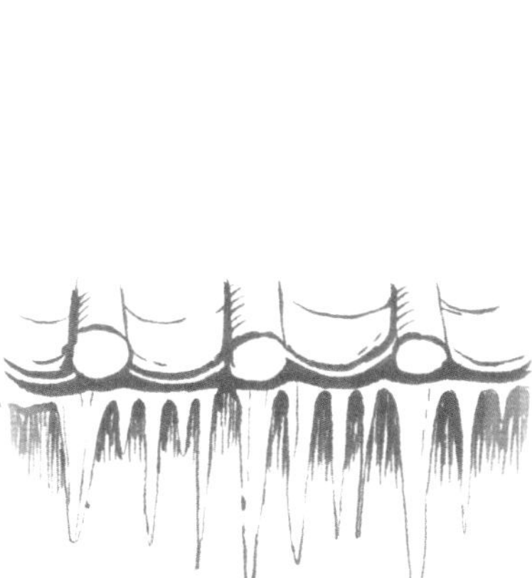

흰색 종이를 고드름 모양으로 잘라보세요.
고드름을 종이에 붙인 후 색연필로 예쁘게 꾸며보세요.

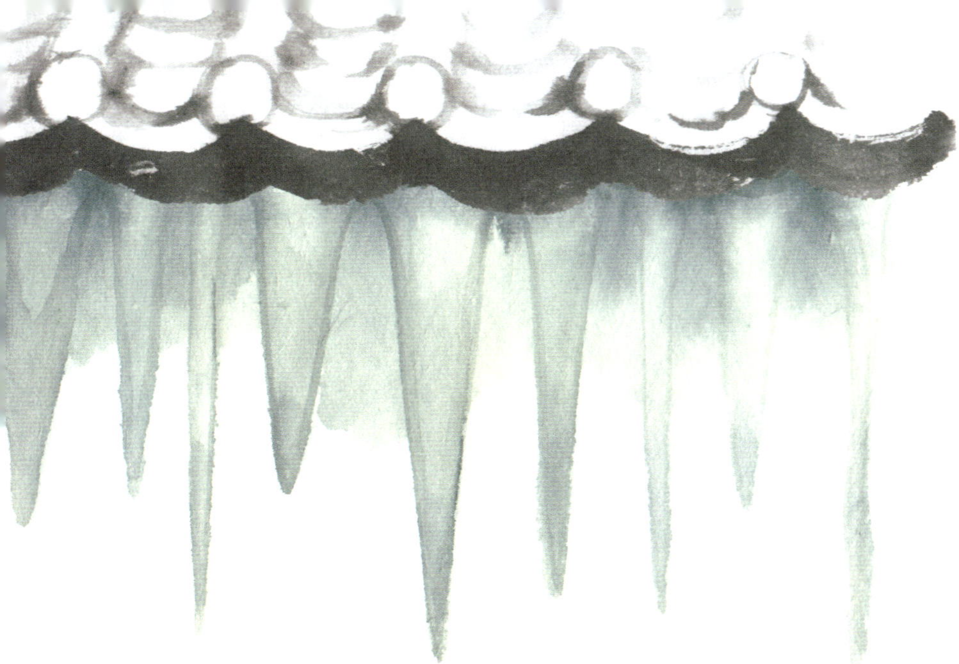

동요 고드름을 부르며,
세 글자인 단어가 모두 몇 개나 있는지 세어보세요.

고드름

고드름 고드름 수정 고드름
고드름 따다가 발을 엮어서
각시방 영창에 달아놓아요

각시님 각시님 안녕하세요
낮에는 해님이 문안하시고
밤에는 달님이 놀러오시네

고드름 고드름 녹지 말아요
각시님 방안에 바람 들면
손시려 발시려 감기 드실라

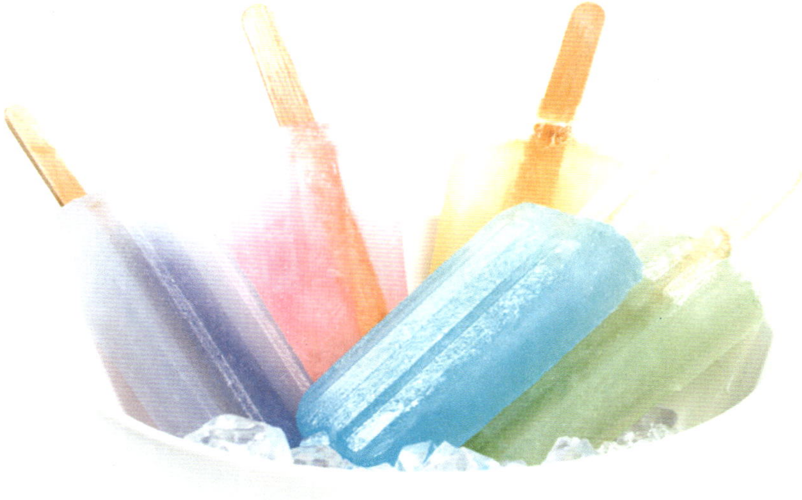

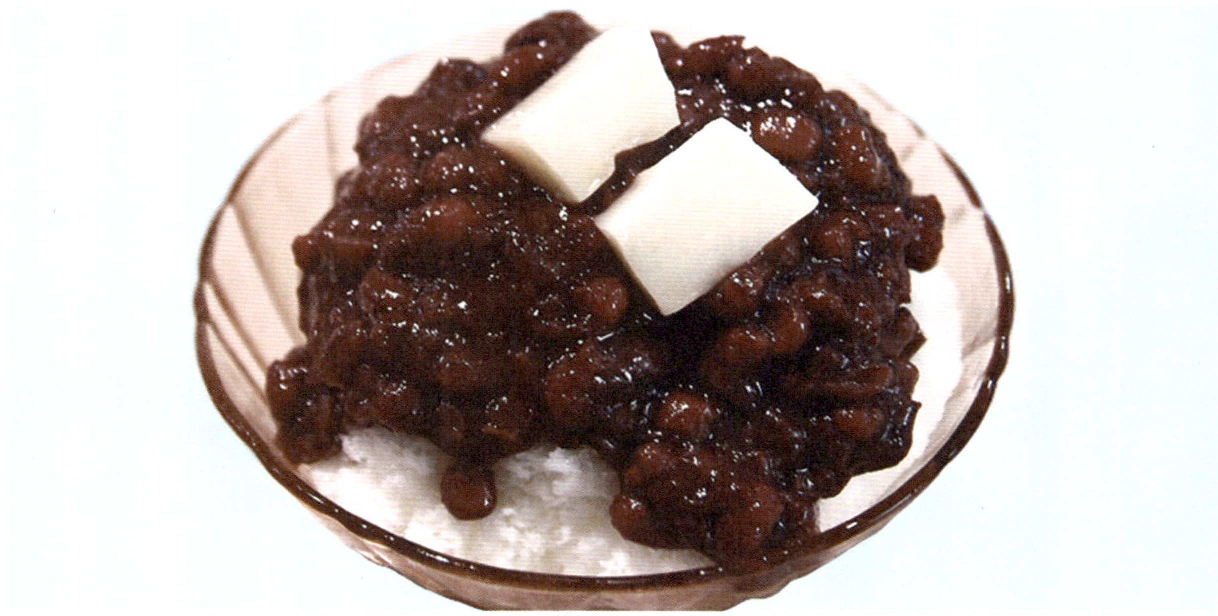

1 무엇인지 아시겠어요?
각각의 이름을 말씀해 보세요.

3 돈을 주고 사야 하는 것을 모두 골라보세요.

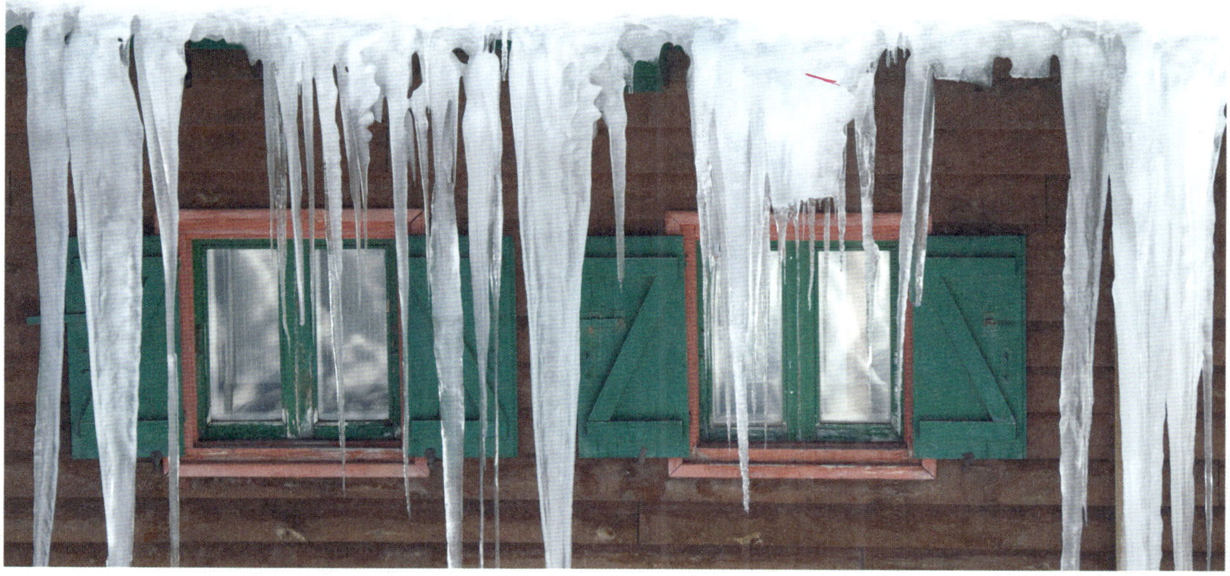

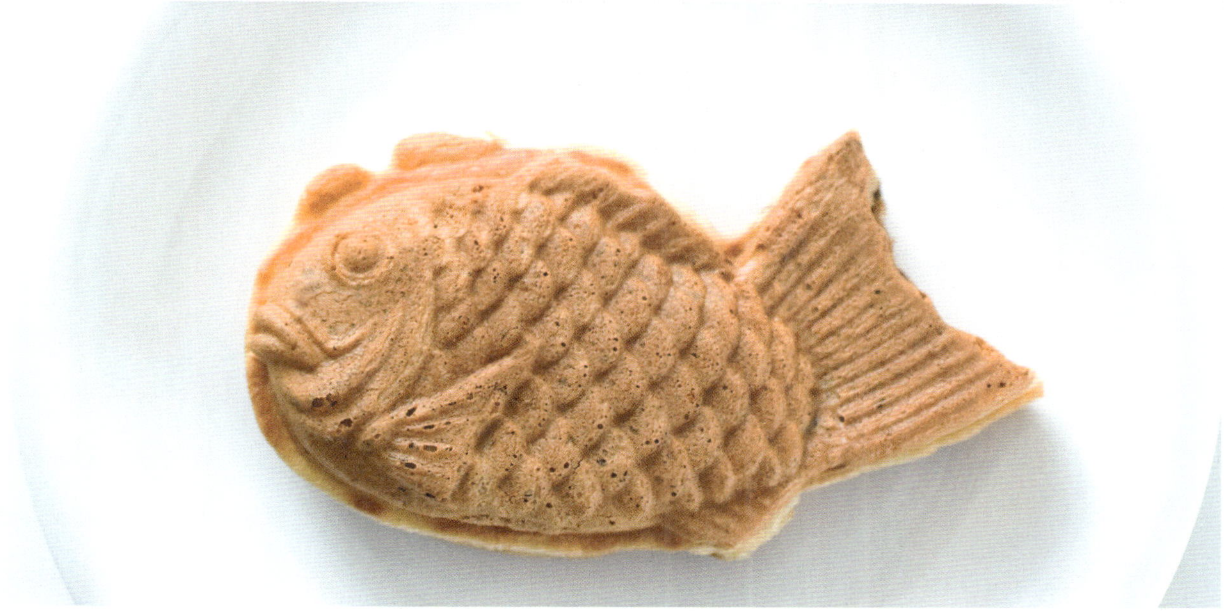

2 주로 겨울에 먹는 것으로 팥이 들어간 간식은 무엇일까요?

4 주로 여름에 먹는 간식을 모두 골라보세요.

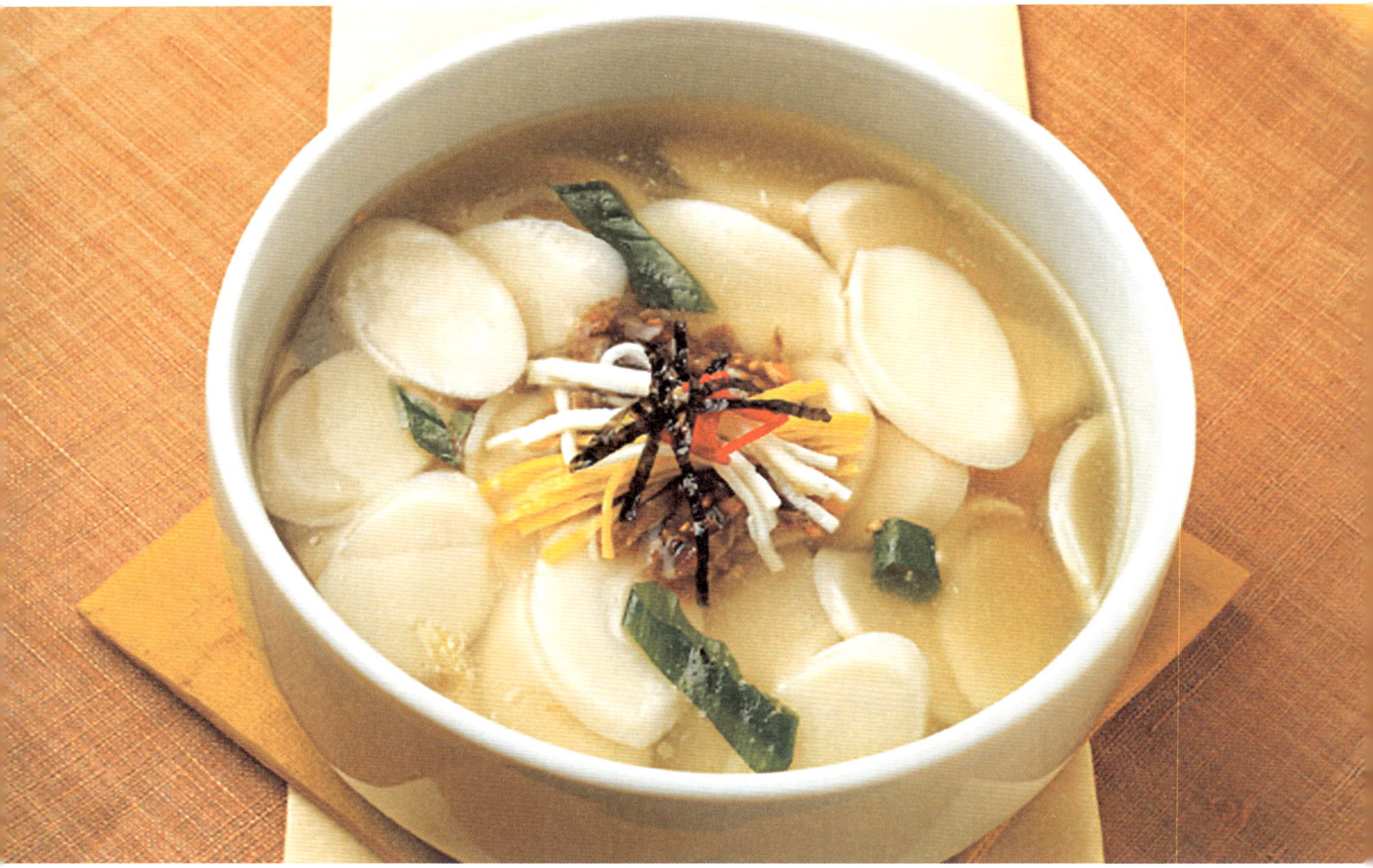

이야기해 보세요

- 무슨 음식인지 아시겠어요?
  - 설날에 먹는 국은 무엇이지요?
- 떡국을 드셔본 적이 있으시죠? 떡국을 좋아하셨나요?
  - 좋아하셨다면, 떡국에 올리는 고명 중 어떤 고명을 가장 좋아하셨는지 말씀해 보세요.
  - 좋아하지 않으셨다면, 설날 음식 중에 가장 좋아하셨던 음식을 말씀해 보세요.
- 떡국에 들어가는 가래떡을 직접 썰어본 적이 있으세요?
- 방앗간에서 가래떡을 뽑는 장면을 본 적이 있으세요?
- 사진을 보고 떠오르는 생각을 자유롭게 말씀해 보세요.

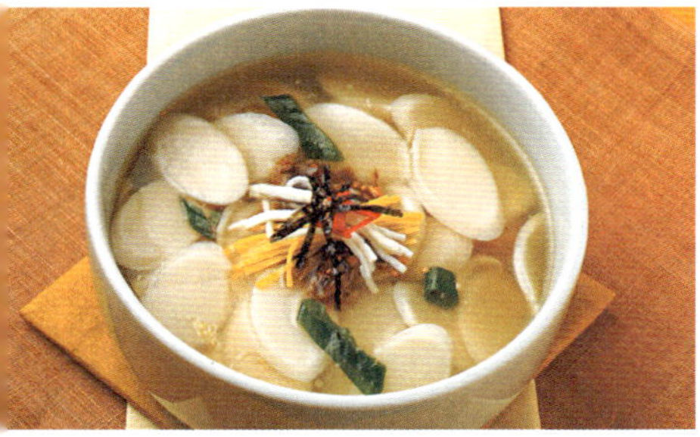

한번 해보세요

- 맛있는 고명을 올린 떡국을 한번 만들어 드셔보세요.
- 가래떡을 일정한 크기로 썰어보세요. 가래떡이 없으면 흰색 종이를 일정한 크기로 잘라보세요.
- 밀가루나 쌀가루를 빚어 다양한 모양의 떡을 만들어보세요.
- 집에 떡국처럼 흰색인 음식이 몇 개나 있는지 찾아보세요.
- 떡집에서 맛있는 가래떡을 사 드셔보세요. 요즘 가래떡의 가격은 얼마인지 살펴보세요.

설날에 먹는 떡국에 얽힌 추억이 있다면 적어보세요.

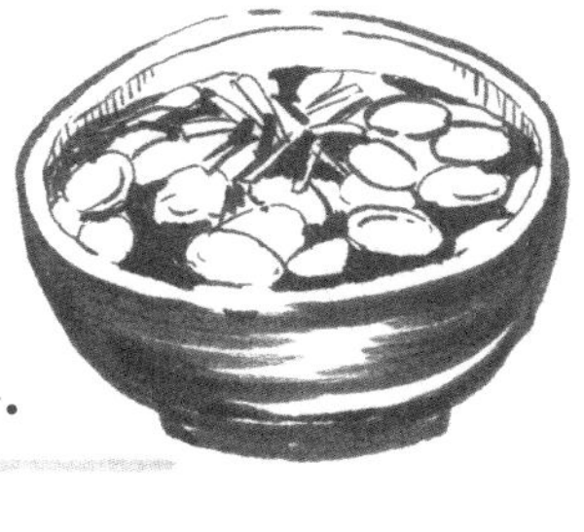

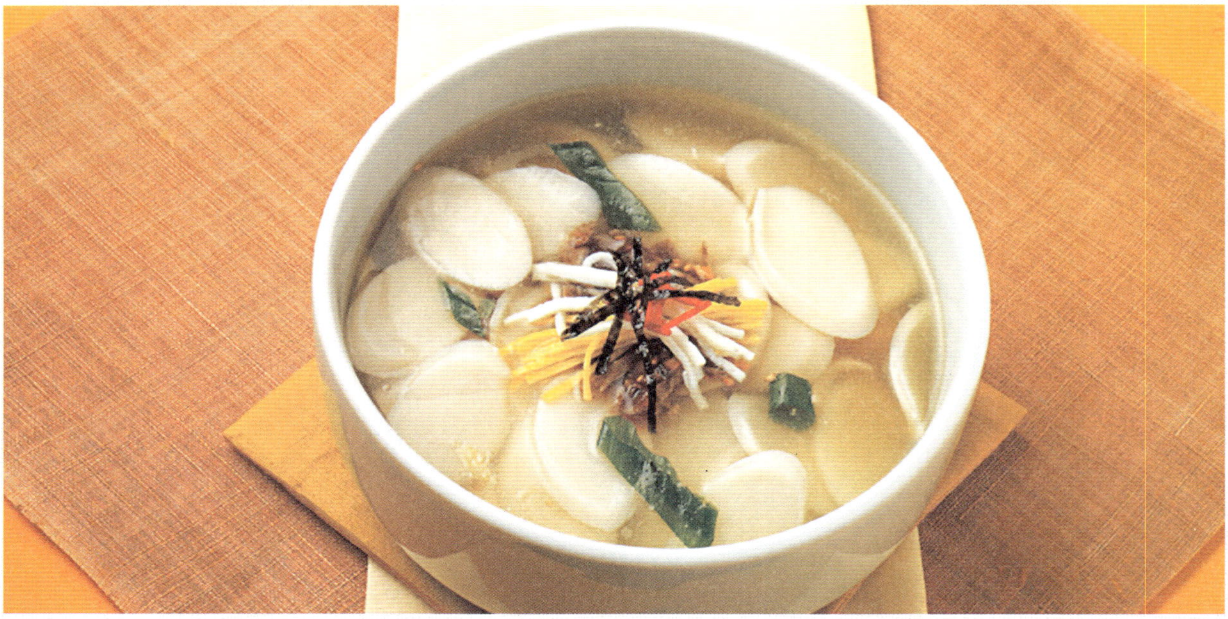

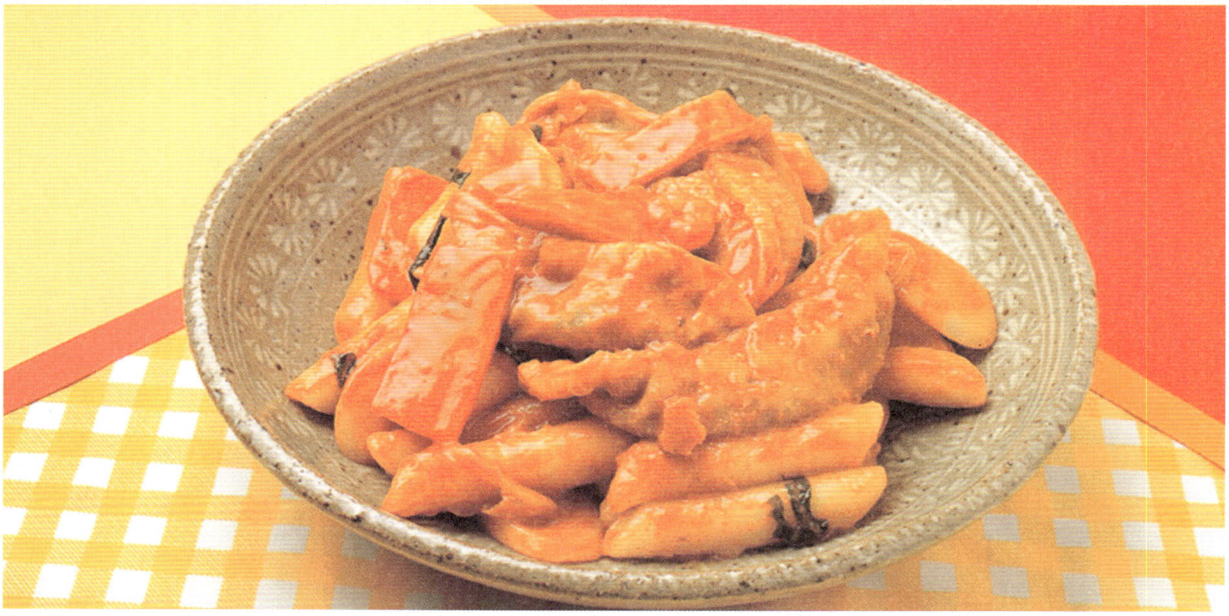

1 무슨 음식인지 아시겠어요?
음식의 이름을 말씀해보세요.

3 물에 끓여서 만드는 음식이 아닌 것은 무엇일까요?

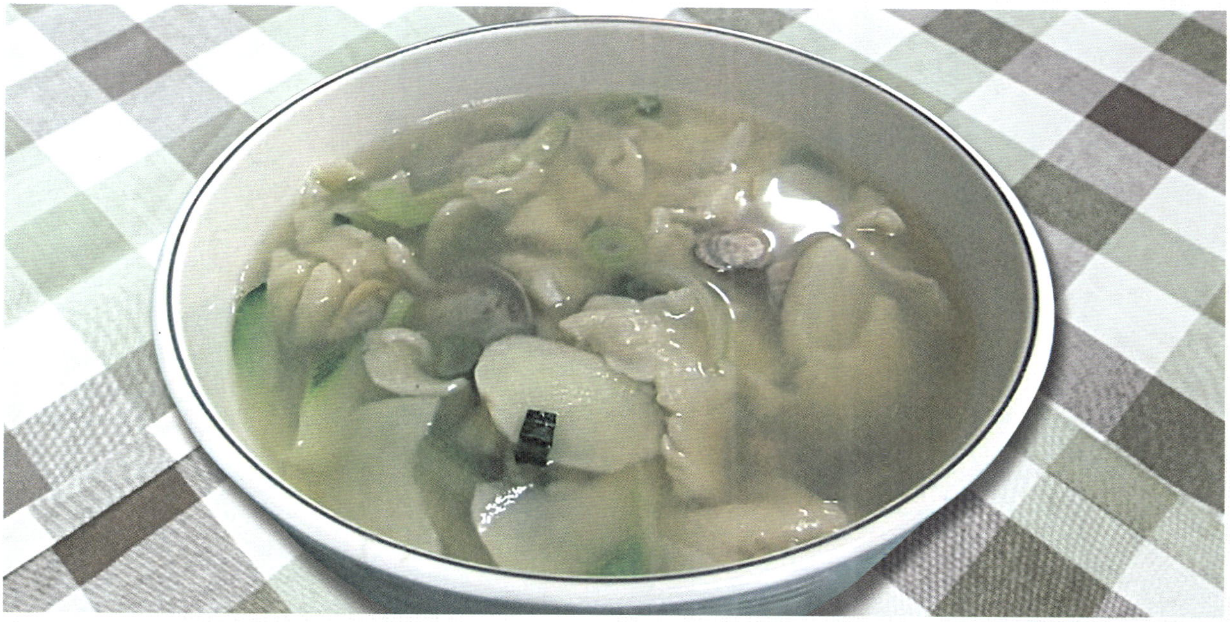

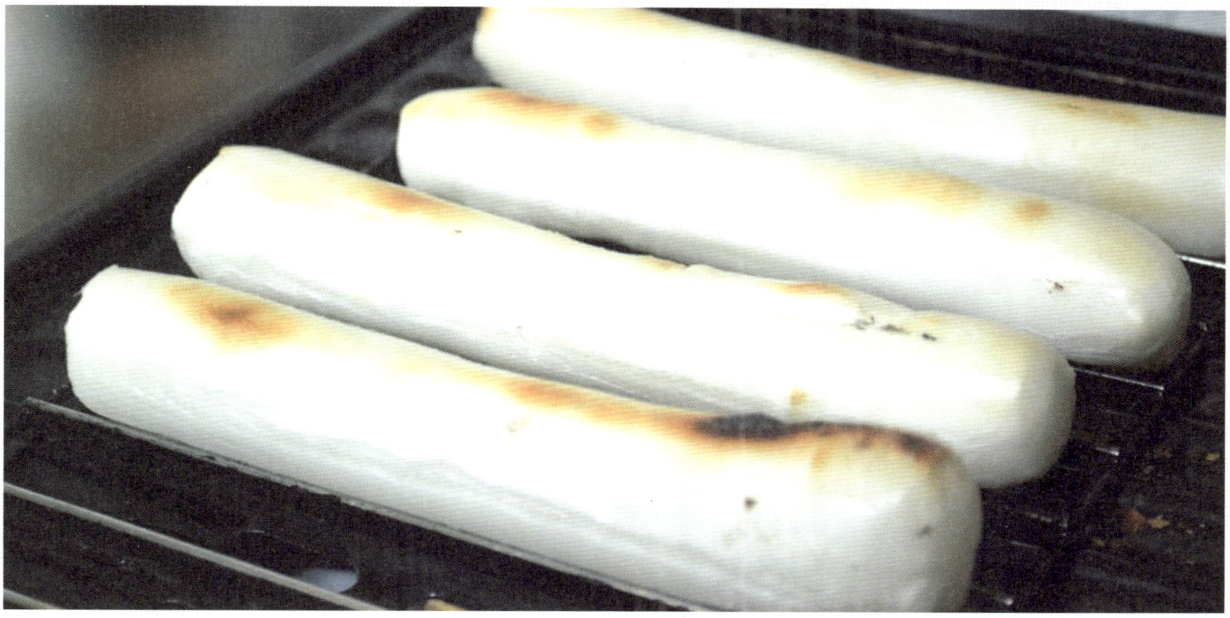

2 가래떡으로 만들 수 있는 음식을 모두 골라보세요.

4 가장 매운 음식은 무엇일까요?

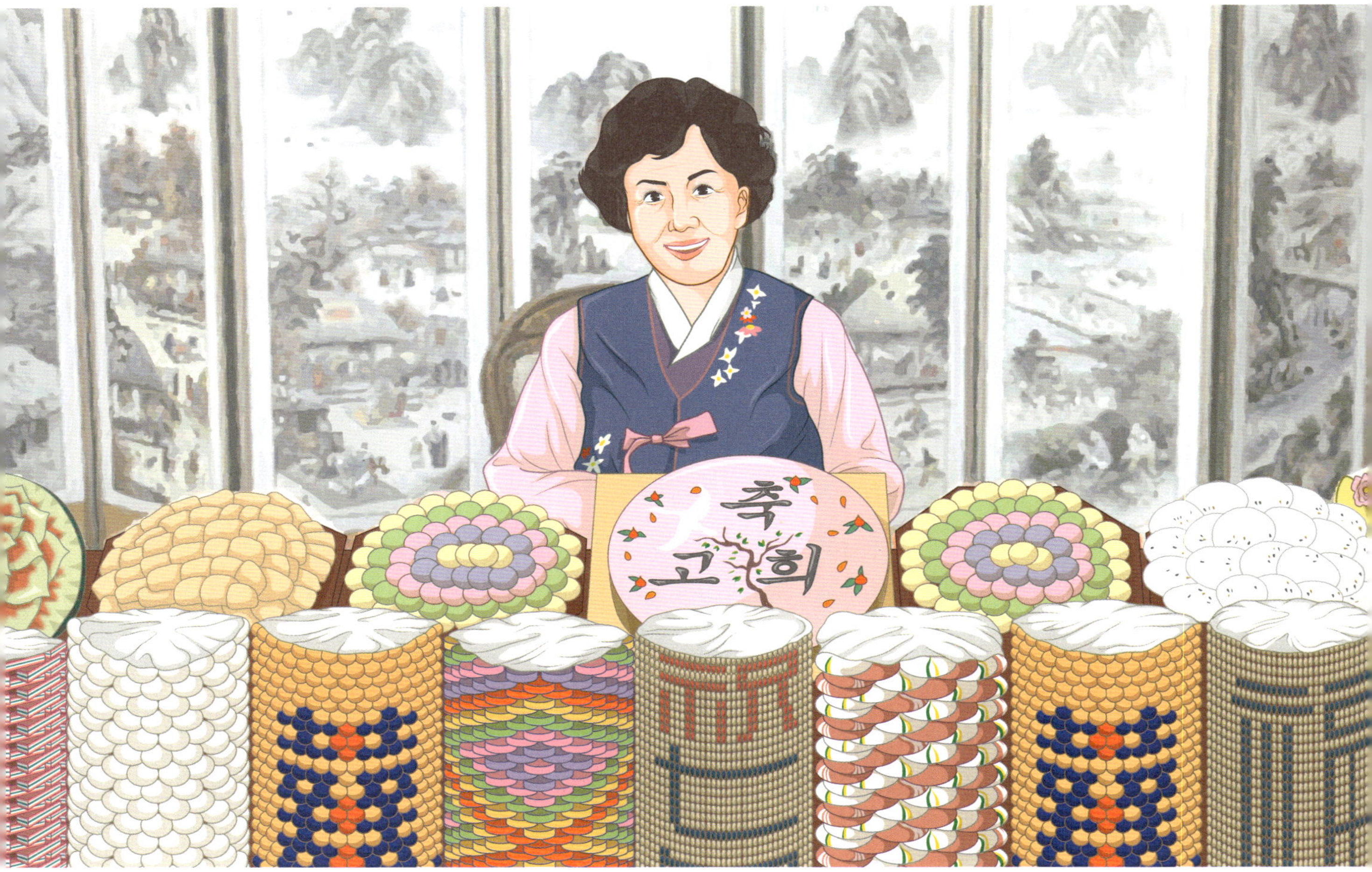
축
고 희

이야기해 보세요

- 무슨 장면인지 아시겠어요?

  60세 생일을 기념하기 위한 잔치를 무엇이라 하지요?

- 환갑잔치에 참석하신 적이 있으시죠?
- 어르신께서 처음으로 참석했던 환갑잔치에 대해 말씀해 보세요.
- 부모님들의 환갑잔치는 어떻게 보내셨나요?
- 가장 기억에 남는 생일잔치에 대해 말씀해 보세요.
- 사진을 보고 떠오르는 생각을 자유롭게 말씀해 보세요.

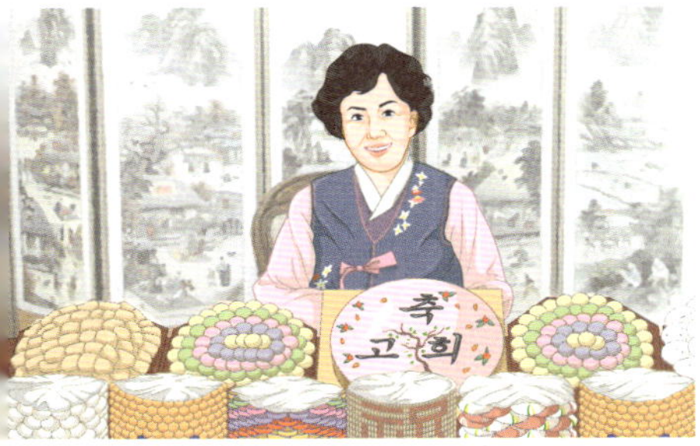

한번 해보세요

- 가장 기억에 남는 생일선물을 떠올려보세요.
  아직도 그 선물을 가지고 있는지 찾아보세요.

- 어르신의 앨범에서 생일때 찍은 사진이 있는지 찾아보세요.
  누가 참석했고 어떤 풍경이었는지 살펴보세요.

- 다음 생일을 맞이하기 전까지 해보고 싶은 일들을 종이에 적어보세요.

- 주변 분들 중에 이번 달에 생일을 맞이하는 분이 있다면 찾아가 축하해주세요.

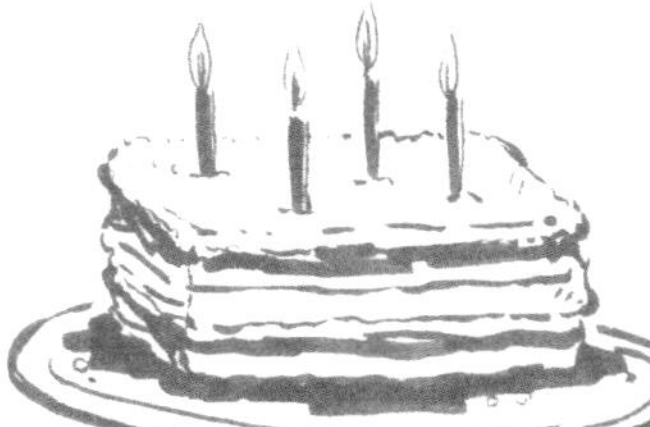

어린 시절에 가장 기억에 남는 생일을 떠올려보세요.
어떤 일이 있었는지 그려보세요.

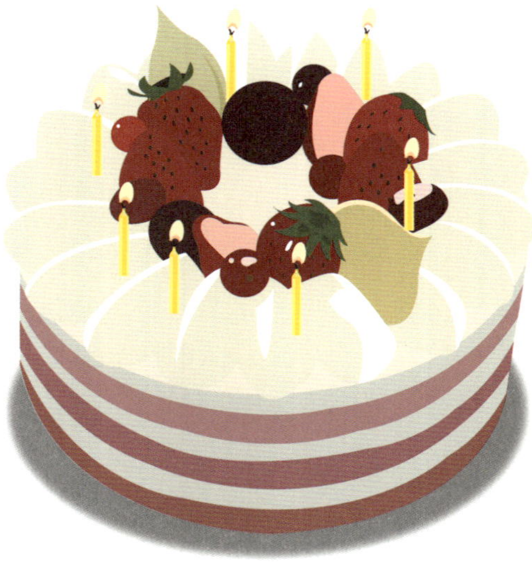

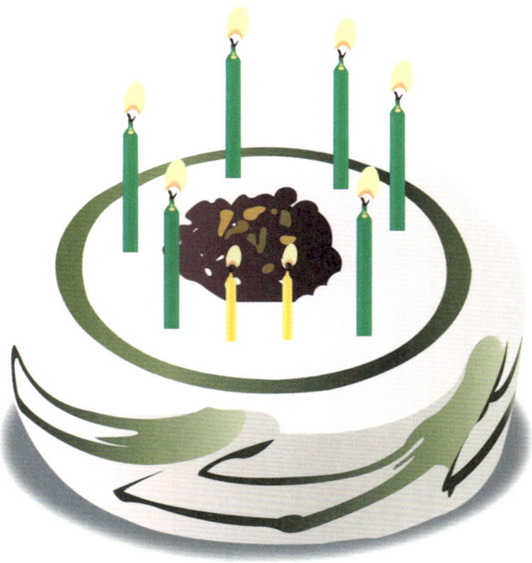

1 케이크의 주인공이 몇 살인지 맞춰보세요.

3 각각의 케이크가 어떻게 다른지 한번 설명해보세요.

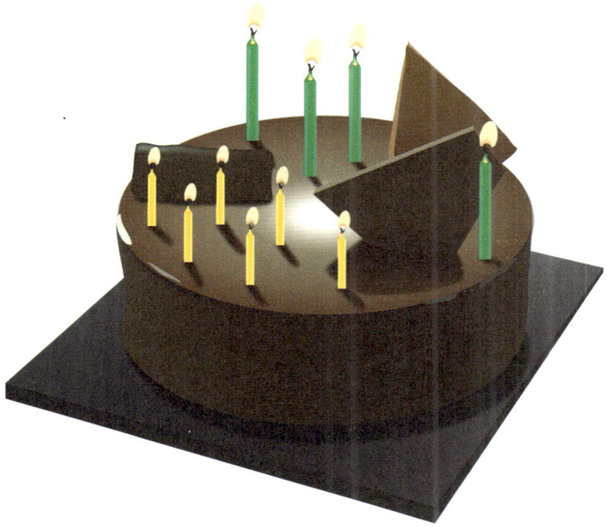

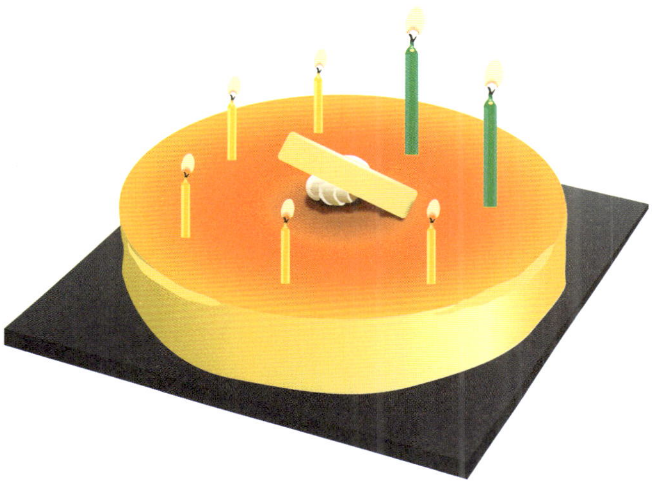

2 환갑이 지난 사람의 생일 케이크를 골라보세요.

4 가장 어린 사람의 생일 케이크를 골라보세요.

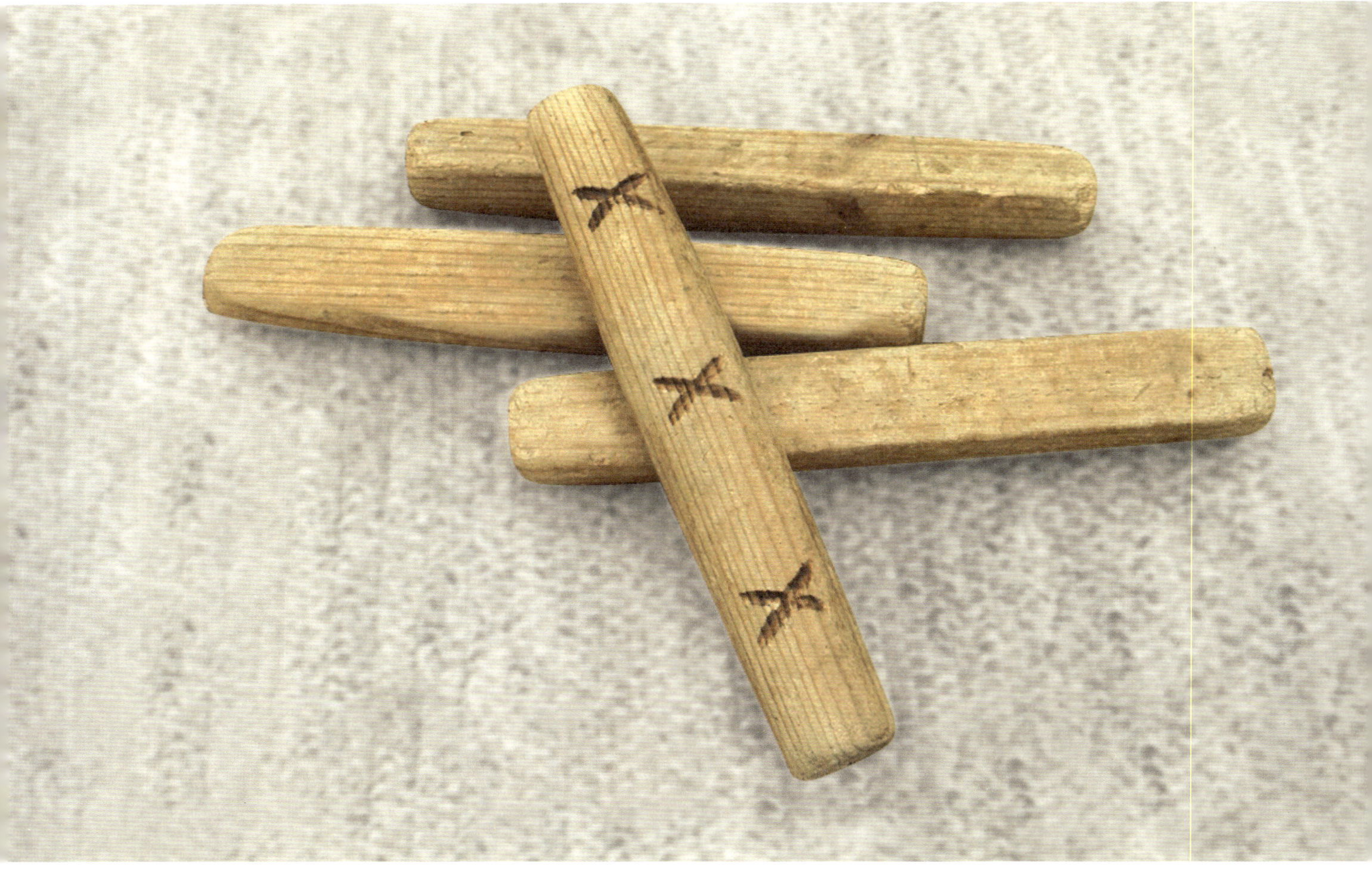

이야기해 보세요

- 무엇인지 아시겠어요?

  네 개의 나무막대기를 던져서 말을 움직이는 놀이는 무엇이지요?

- 윷놀이를 해본 적이 있으시죠?

- 설날에 친지들이 모이면 윷놀이를 자주 하셨나요?

  자주 하셨다면, 주로 누구와 편을 이뤄 윷놀이를 하셨는지 말씀해 보세요.

  자주 하지 않으셨다면, 윷놀이 외에 설날에 자주 하던 놀이에 대해 말씀해 보세요.

- 말을 잘못 계산하는 바람에 다 이겨가던 판에서 져본 적이 있으세요? 반대로, 지고 있었는데 막판에 패가 잘 나와서 역전한 적이 있으세요?

- 사진을 보고 떠오르는 생각을 자유롭게 말씀해 보세요.

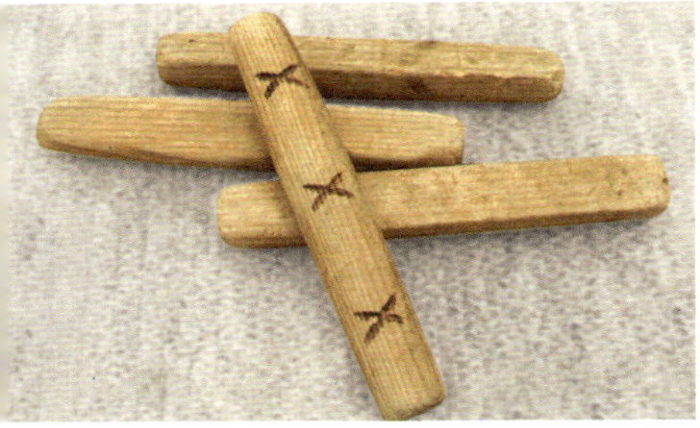

한번 해보세요

- 찰흙으로 윷가락과 다양한 모양의 윷놀이 말을 만들어 보세요.
- 집에 윷놀이처럼 여러사람들과 함께 할 수 있는 놀이감이 있는지 찾아보세요.
- 가족이나 친구와 함께 민속놀이를 해보세요.
  씨름, 강강술래, 연날리기, 널뛰기, 사방치기, 그네뛰기, 팽이치기와 같은 놀이를 한번 해보세요.
- 우리 동네에 '도, 개, 걸, 윷, 모'를 의미하는 '돼지, 개, 양, 소, 말'이 있는지 살펴보세요.

윷판을 그린 후, 가족이나 친구들과 함께
윷놀이를 한번 해보세요.

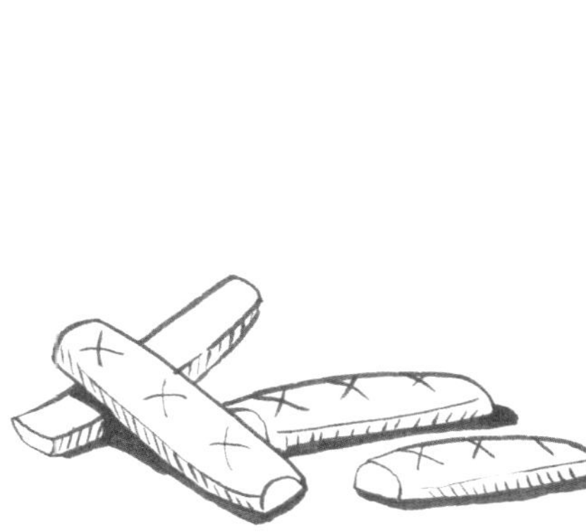

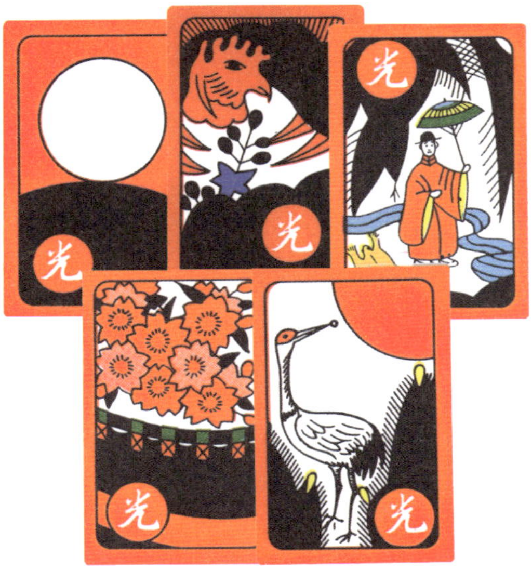

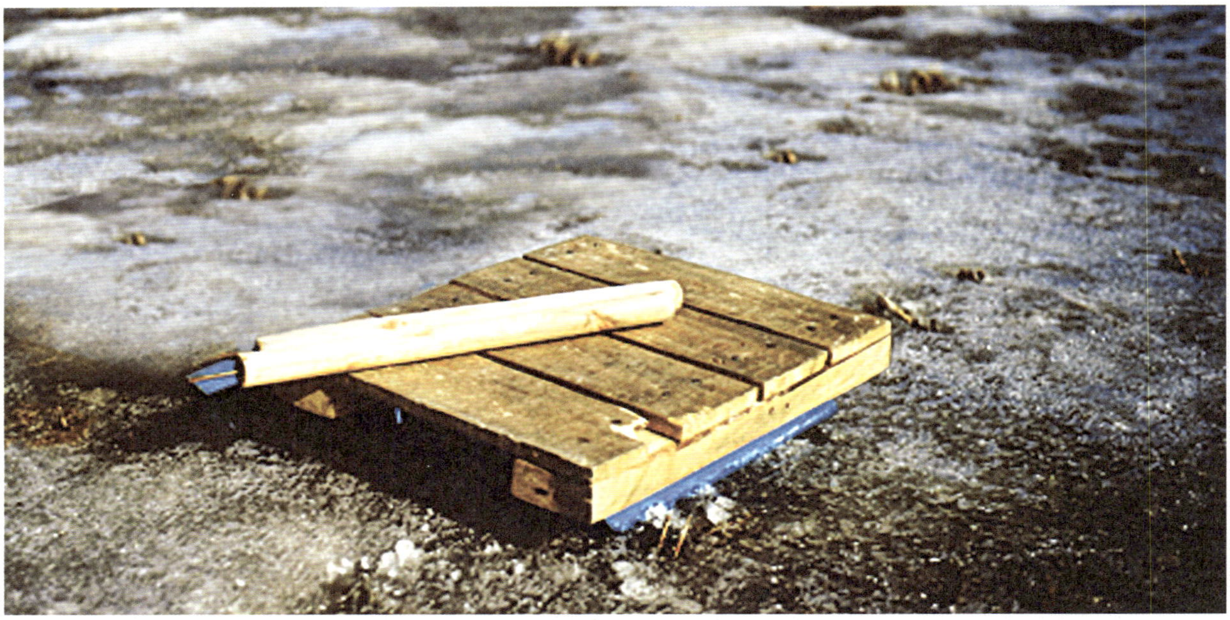

1 무엇을 하는 장면인지 아시겠어요?
장난감의 이름을 말씀해보세요.

3 겨울에만 할 수 있는 놀이는 무엇일까요?

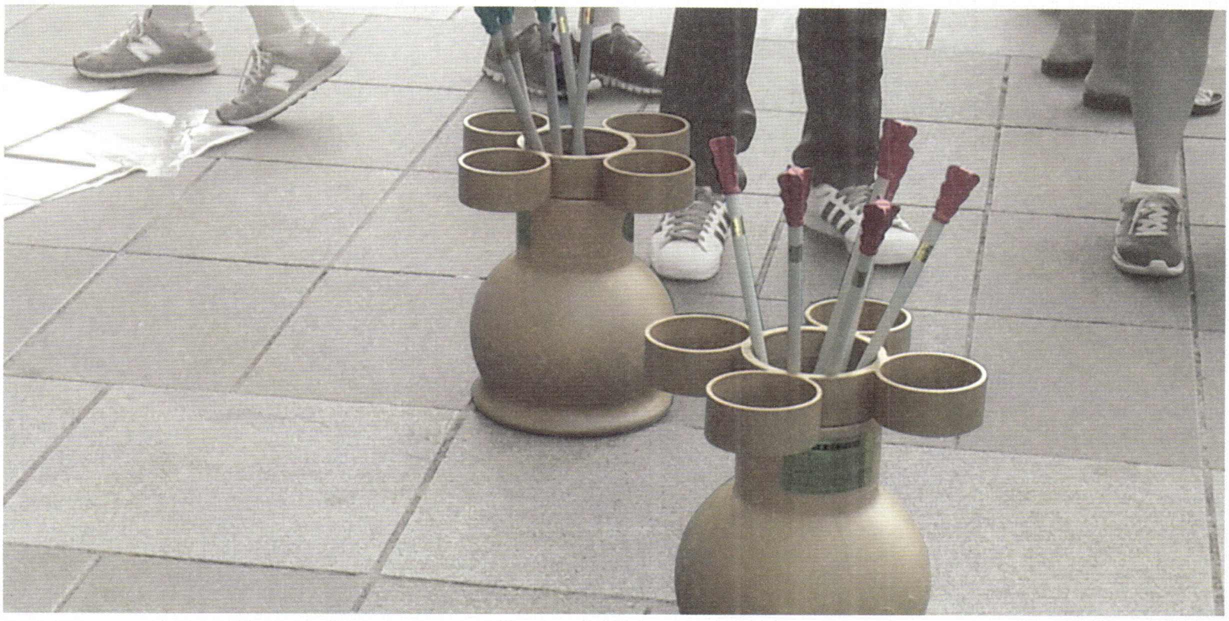

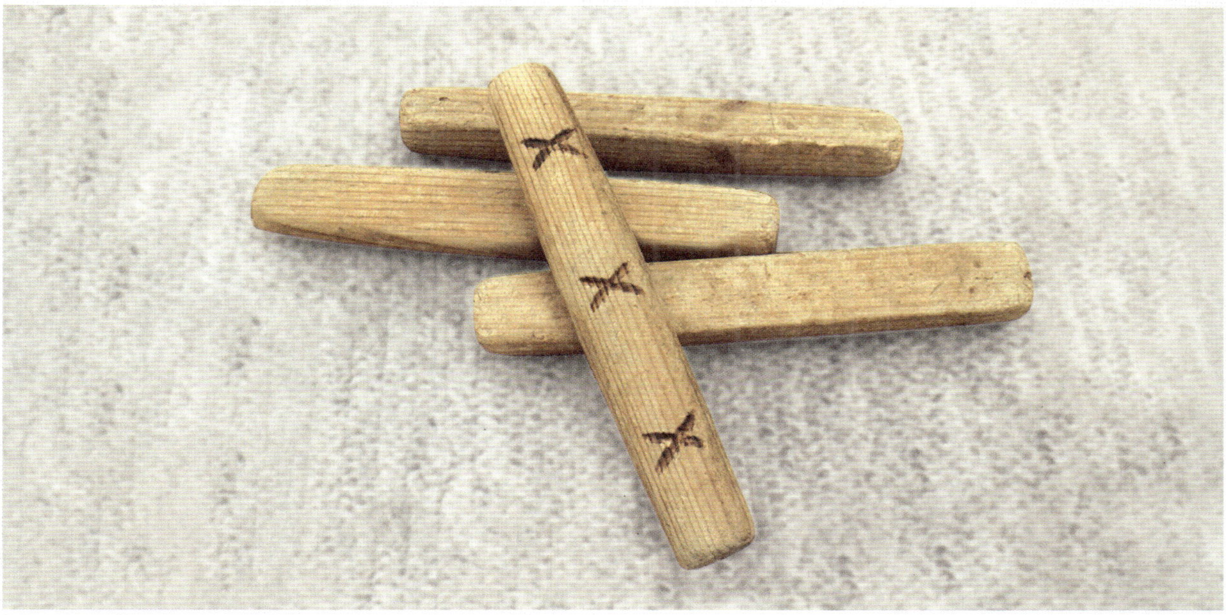

2 나무막대를 던져서 노는 장난감을 모두 골라보세요.

4 주로 집 안에서 할 수 있는 놀이를 모두 골라보세요.

임과 함께 말없이 갑니다

-남진-

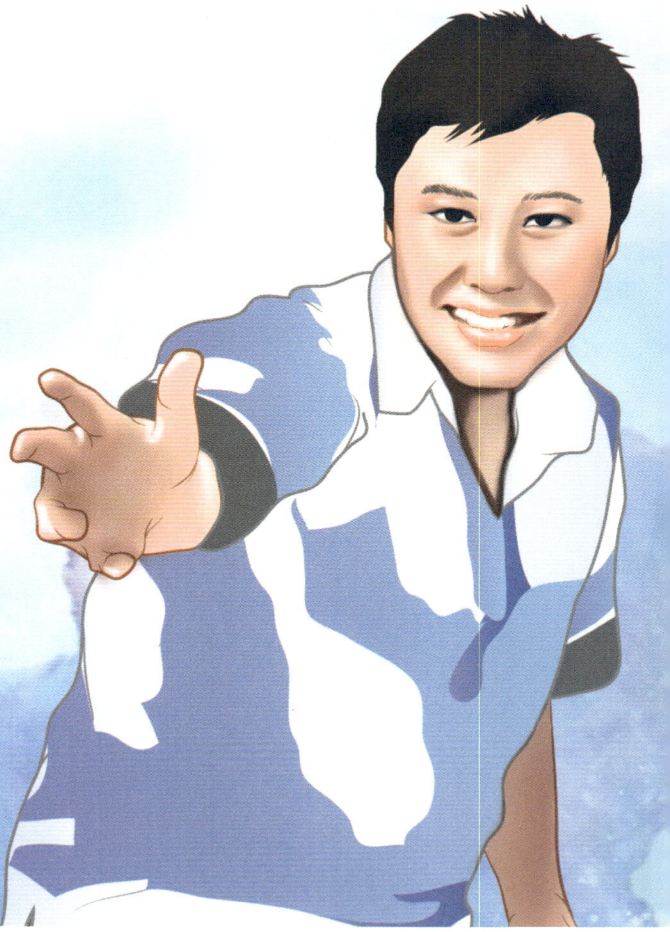

이야기해 보세요

- '님과 함께'라는 노래로 유명했던 가수는 누구인가요?
- 남진의 '님과 함께'를 들어본 적이 있으시죠?
- 남진을 좋아하셨나요?
  - ☞ 좋아하셨다면, 남진이 부른 노래 중에 가장 좋아하시던 노래를 말씀해 보세요.
  - ☞ 좋아하지 않으신다면, 가장 좋아하는 가수가 누구인지 말씀해 보세요.
- '님과 함께'는 몇 살 때쯤 들어보셨나요?
- 어르신께서는 사랑하는 사람과 함께 어떤 집에서 살고 싶으셨나요?
- 사진을 보고 떠오르는 생각을 자유롭게 말씀해 보세요.

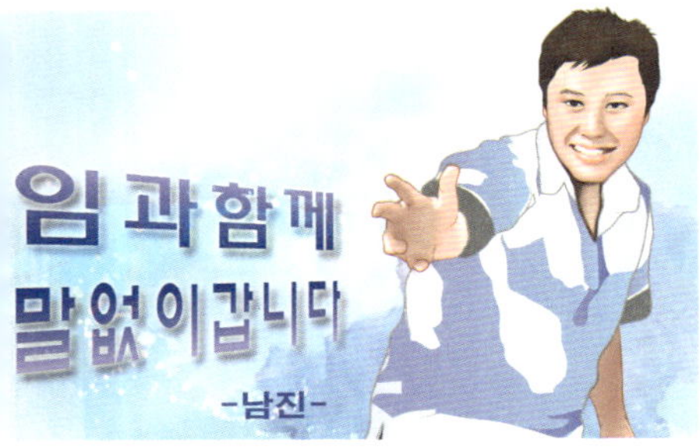

한번 해보세요

- 남진의 노래를 한번 감상해 보세요.
- 남진의 '님과 함께'를 큰 소리로 따라 불러보세요.
  가사가 기억나지 않는다면, 다음 장을 참고하세요.
- '님과 함께' 노래에 맞춰 신나게 몸을 움직여 보세요.
- 어르신께서 가장 좋아하는 노래를 한번 감상해 보세요.
- 요즘 남진은 무엇을 하고 있는지 알아보세요.

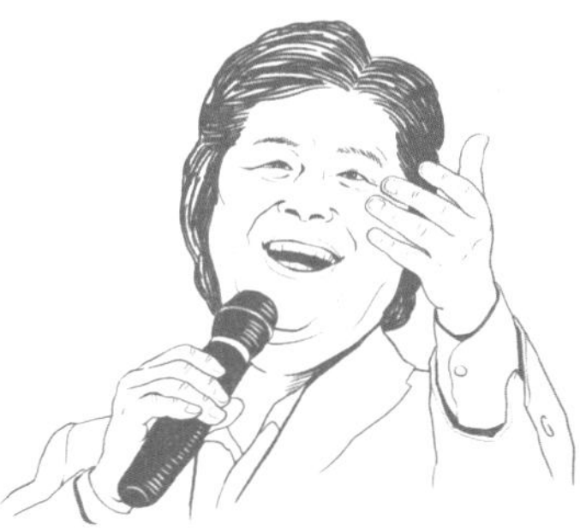

어르신께서 좋아했던 가수가 노래를 부르는
모습을 한번 그려보세요.

가요 님과 함께를 부르며,
사랑하는 사람과 함께 살고 싶은 집을 그려보세요.

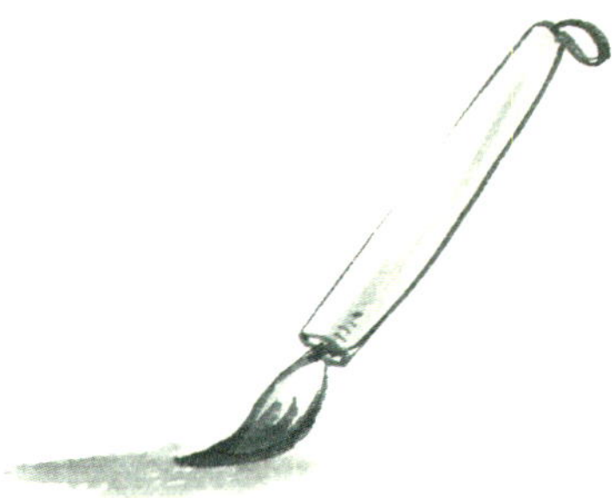

님과 함께

저 푸른 초원위에 그림같은 집을짓고
사랑하는 우리님과 한백년 살고싶어
봄이면 씨앗뿌려 여름이면 꽃이피네
가을이면 풍년되어 겨울이면 행복하네
멋쟁이 높은빌딩 으시대지만
유행따라 사는것도 제멋이지만
반딧불 초가집도 님과함께면
나는 좋아 나는 좋아 님과 함께면
님과함께 같이산다면 저푸른 초원위에
그림같은 집을짓고
사랑하는 우리님과 한백년 살고싶어
한백년 살고싶어
한백년 살고싶어 한백년 살고싶어

님과함께

빈잔

1 어떤 노래인지 아시겠어요?
아시는 노래가 있다면 한번 불러보세요.

3 남진이 부른 노래는 무엇일까요?

물 레 방 아 도 는 데

애 국 가

2 나훈아가 부른 노래는 무엇일까요?

4 가요가 아닌 것을 골라보세요.

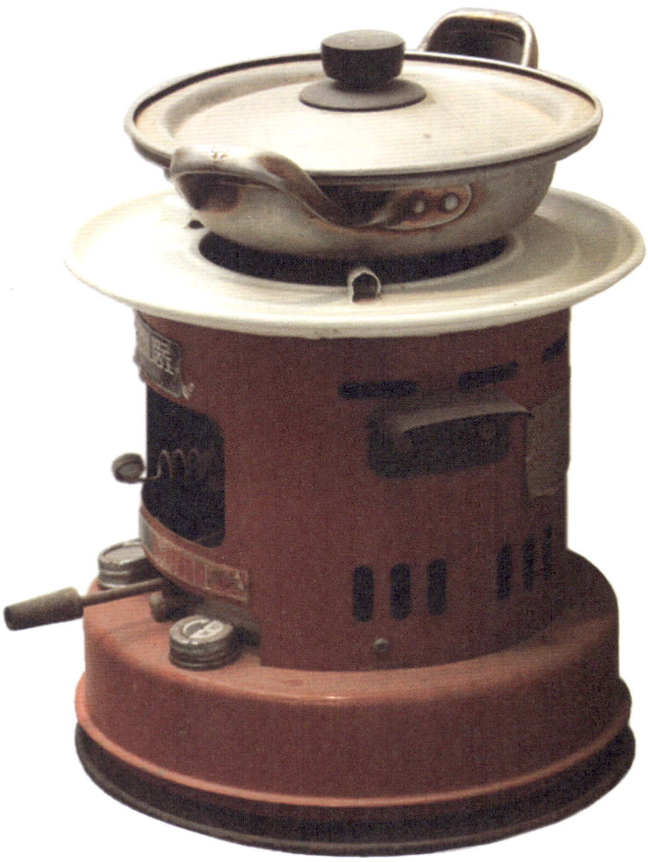

이야기해 보세요

- 무슨 물건인지 아시겠어요?

  겨울에 몸을 따뜻하게 하기 위해 사용했던 것으로 두 글자 단어인 '이것'은 무엇일까요?

- 곤로에 불을 쬐어 본 적이 있으시죠?
  곤로에 불을 뗄 때 어떤 냄새가 나던가요?

- 곤로 위에 냄비를 올려놓고 보글보글 찌개를 끓여본 적이 있으세요?

- 곤로의 불을 쬐다가 따뜻해서 잠이 든 적은 없으세요?

- 곤로의 심지를 기억하세요?
  심지는 얼마나 자주 갈아줬어야 했나요?

- 곤로에 직접 기름을 넣어 본 적이 있으세요?

- 사진을 보고 떠오르는 생각을 자유롭게 말씀해 보세요.

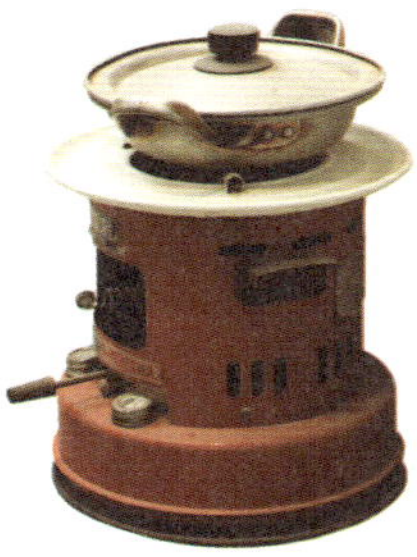

한번 해보세요

- 곤로 위에서 만들어 먹던 음식을 한번 만들어보세요.
- 곤로의 기름구멍에 기름을 넣었던 것처럼
  물이나 음료수를 작은 컵에 따라보세요.
- 집에 곤로처럼 따뜻한 물건이 있는지 찾아보세요.
- 집에서 가장 따뜻한 장소가 어디인지 한번 찾아보세요.
- 주말에는 난방기구를 파는 곳에 한번 가보세요.
  요즘은 어떤 모양의 난방기구가 나오는지, 가격은 어느
  정도인지 구경해보세요.

어린 시절 겨울에 자주 사용했던 난방기구의
모양을 한번 그려보세요.

어린 시절 겨울에 자주 사용했던 난방기구의
모양을 한번 그려보세요.

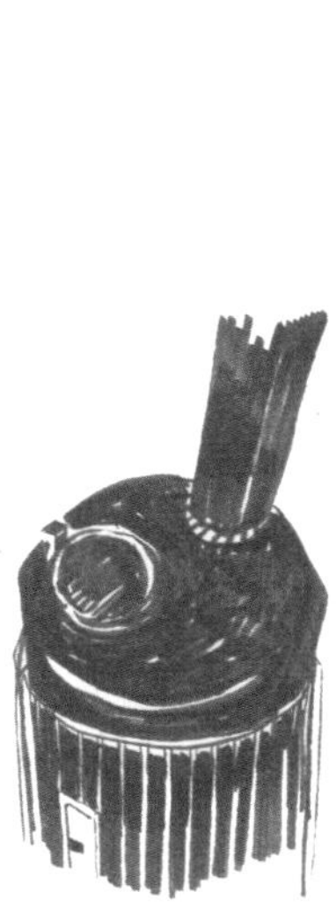

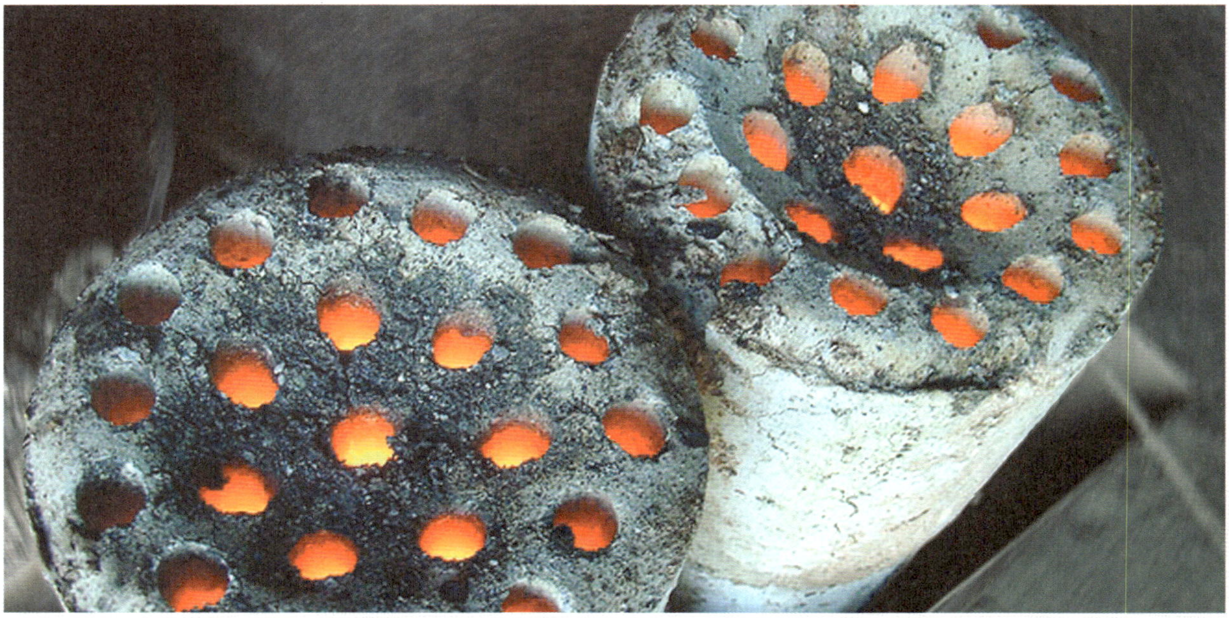

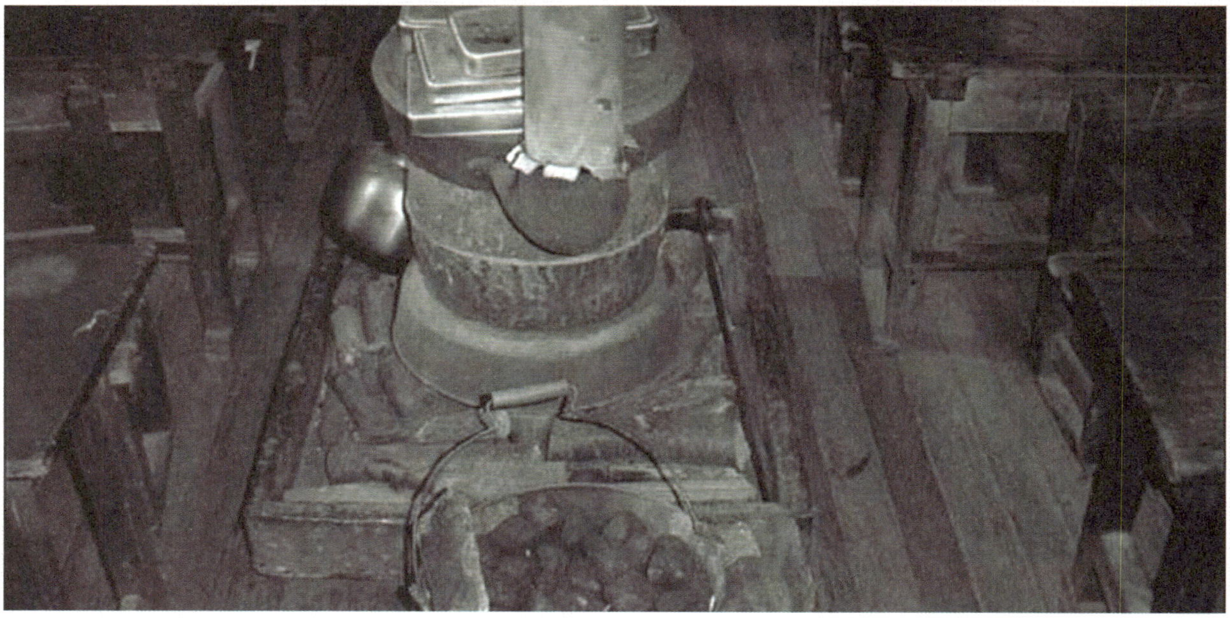

1 무슨 사진인지 아시겠어요?
이름을 말씀해 보세요.

3 붕어빵을 만들 때 사용하는 기구는 무엇일까요?

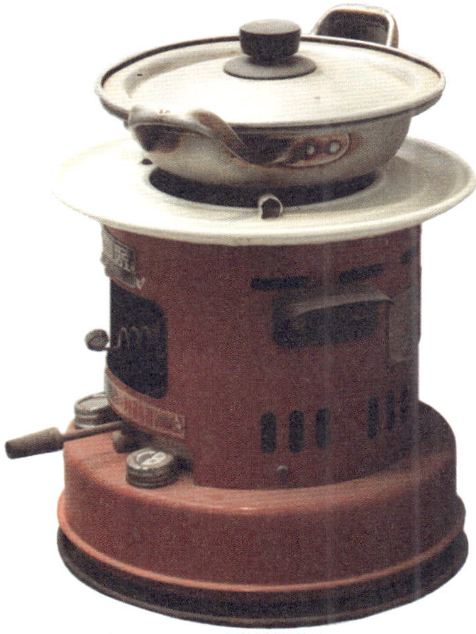

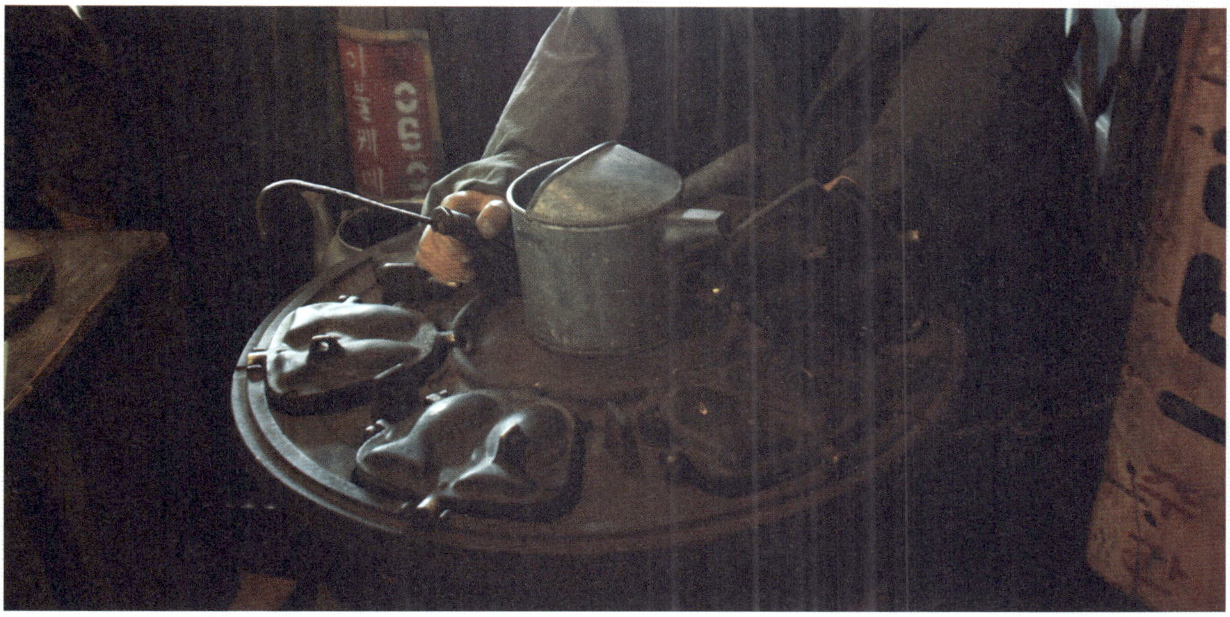

2 실내를 따뜻하게 하기 위해 사용했던 기구를 모두 골라보세요.

4 학교 교실에 설치하여 사용했던 기구는 무엇일까요?

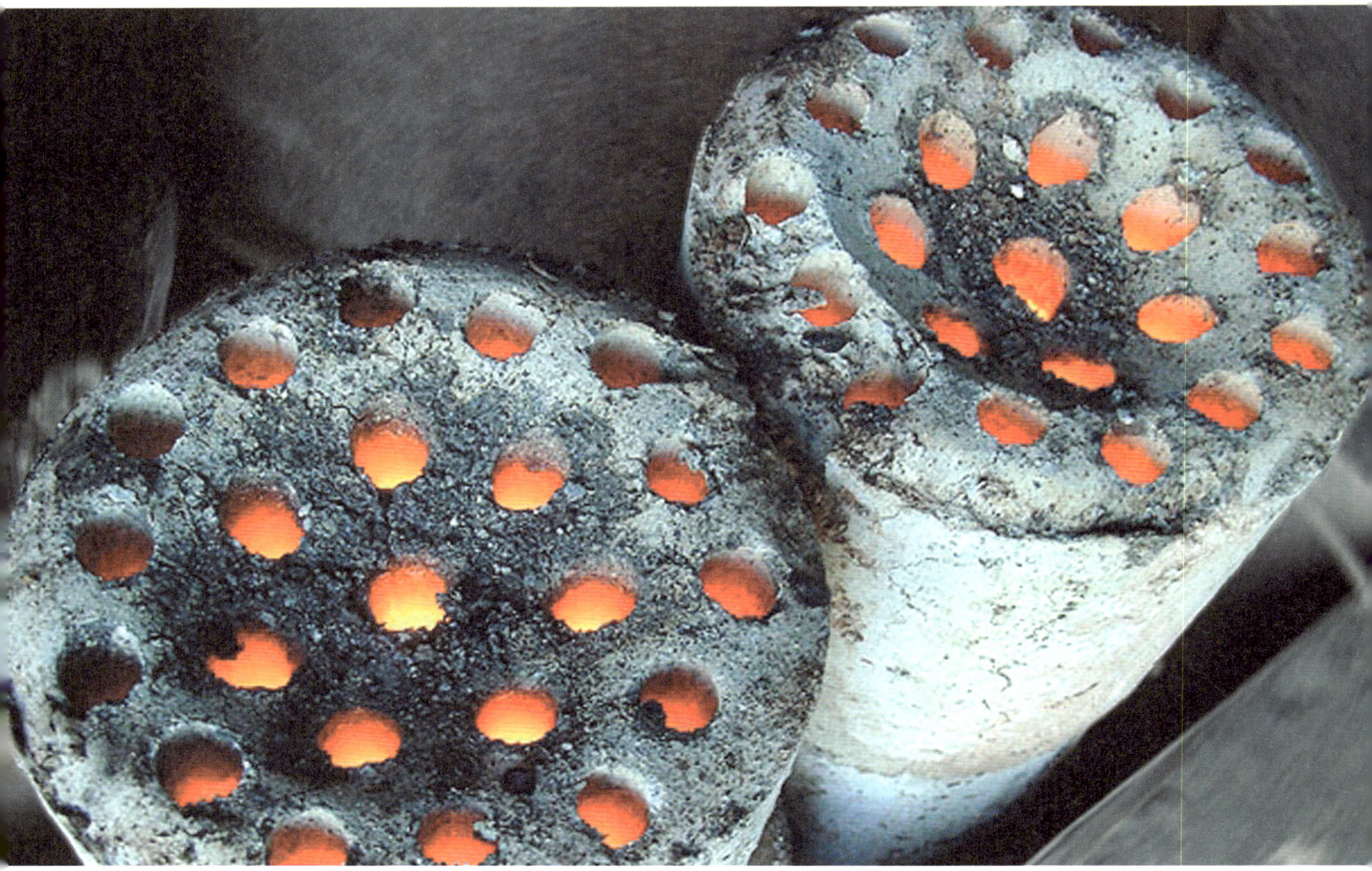

이야기해 보세요

- 무엇인지 아시겠어요?

  불을 떼기 위해 사용하는 것으로 이름이 '연'으로 시작하는 '이것'은 무엇일까요?

- 연탄을 사용해 본 적이 있으시죠?
- 연탄으로 불을 뗄 때 어떤 냄새가 났었나요?
- 연탄을 한번에 몇 장씩 사셨어요?
- 연탄의 잿가루를 가지고 놀아본 적은 있으세요?
- 연탄을 운반하다가 깨뜨린 적은 없으세요?
- 얼굴이 까매서 별명이 연탄이었던 친구는 없었나요?
- 사진을 보고 떠오르는 생각을 자유롭게 말씀해 보세요.

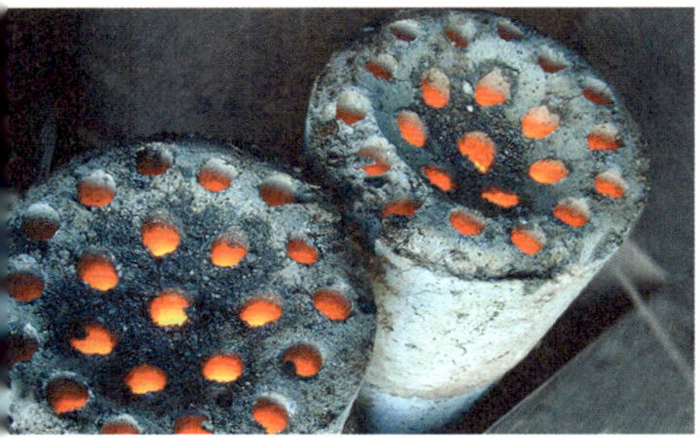

한번 해보세요

- 찰흙으로 연탄을 만들어보세요. 찰흙을 연탄 모양으로 빚은 후, 구멍도 뚫어보세요.
- 여러 권의 책을 높이 쌓은 후, 연탄의 위치를 바꿔주듯이 순서를 바꿔보세요.
- 나무 젓가락을 사용해서 연필, 지우개와 같은 작은 물건을 들어보세요.
- 집 안을 따뜻하게 만들어보세요. 난방을 틀거나 전기 장판, 온풍기를 사용하여 따뜻하게 만들어 보세요.
- 요즘에는 어디에서 연탄을 볼 수 있는지 한번 찾아보세요.

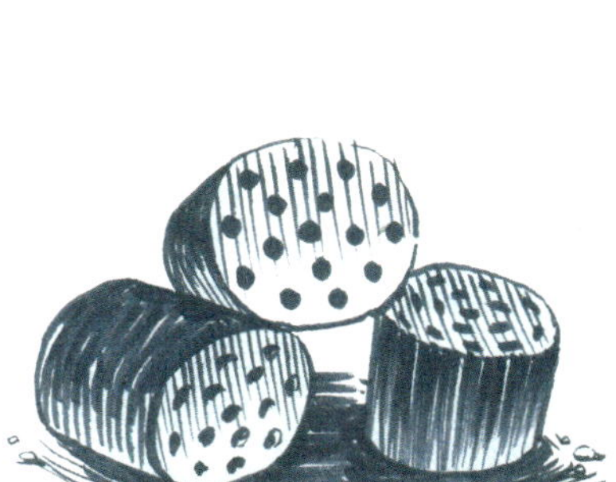

연탄에 얽힌 추억이 있다면 적어보세요.

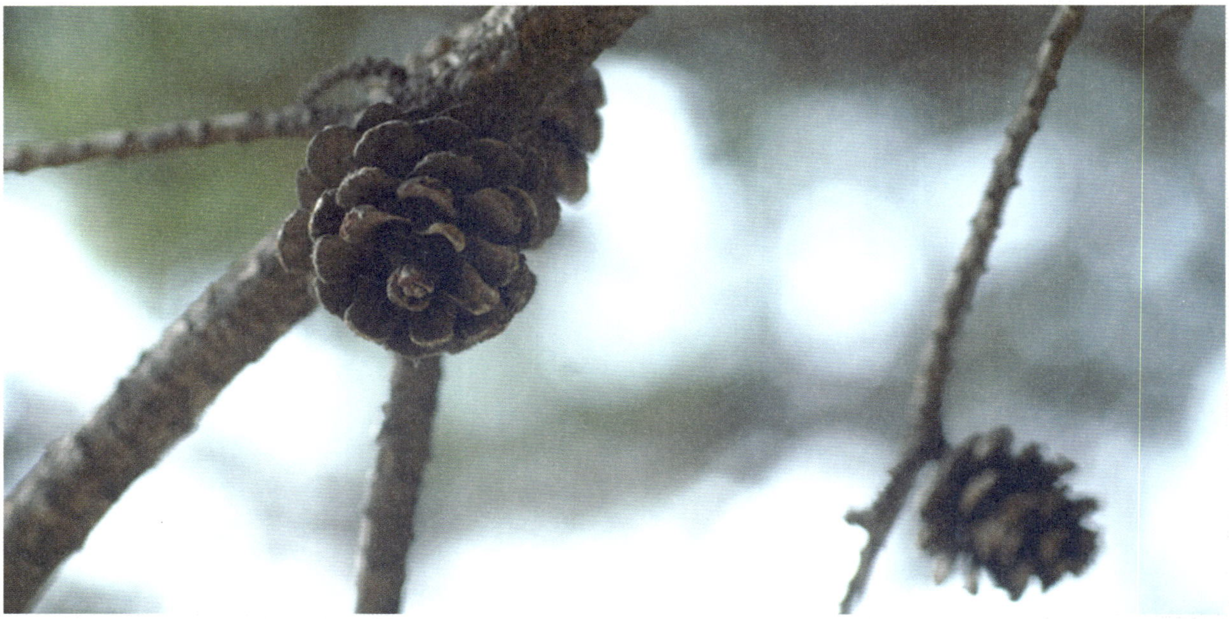

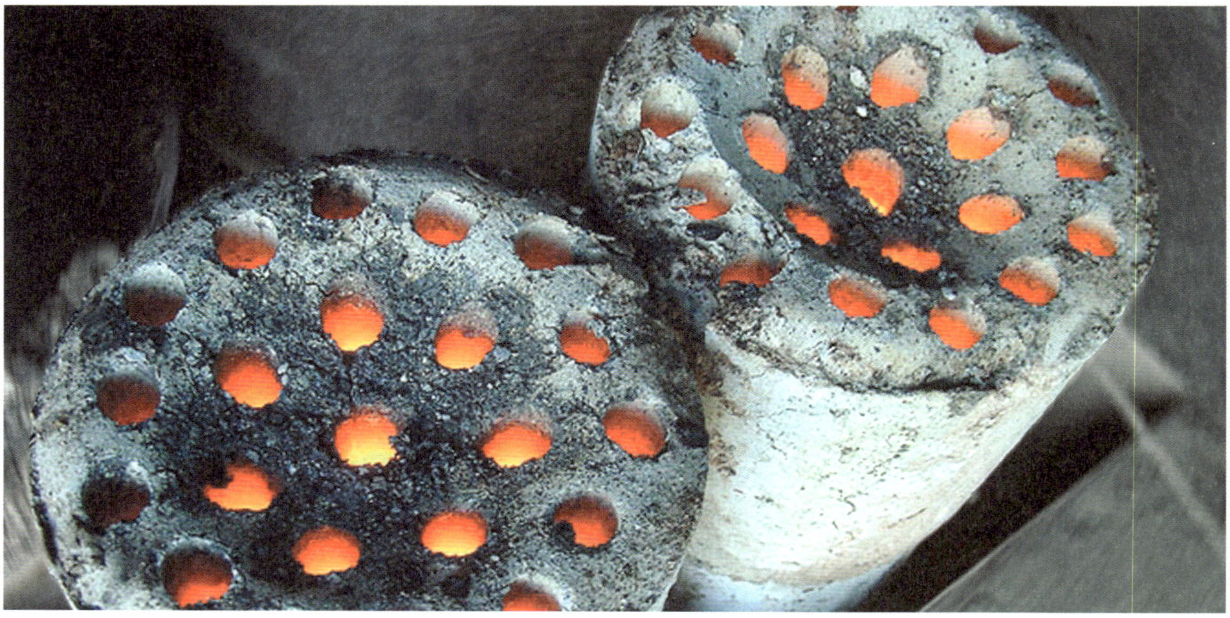

1 무엇인지 아시겠어요?
이름을 말씀해 보세요.

3 먹을 수 있는 것은 무엇일까요?

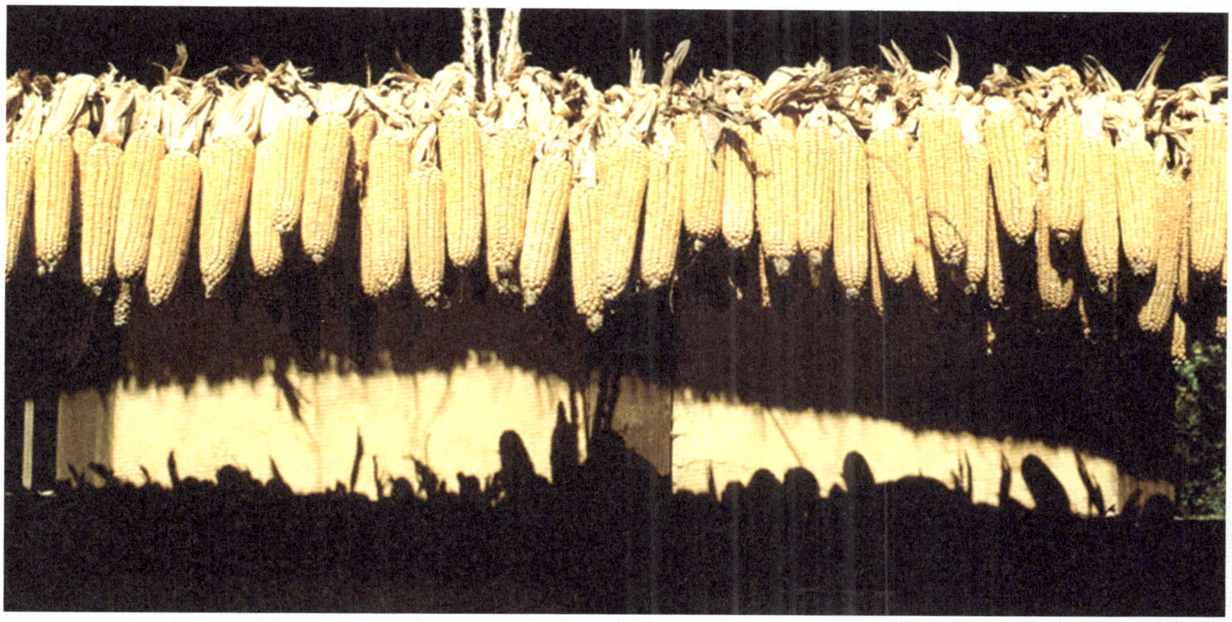

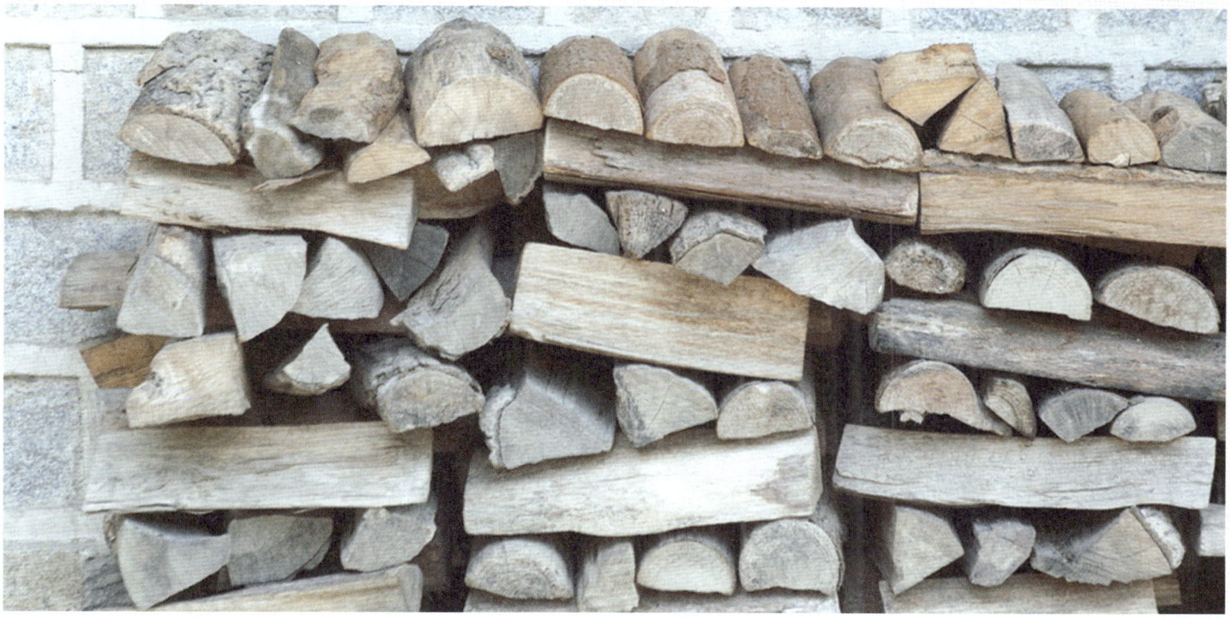

2 한 겨울에 땔감으로 사용했던 것을 모두 골라보세요.

4 산이나 밭에서 구해올 수 있는 것을 모두
골라보세요.

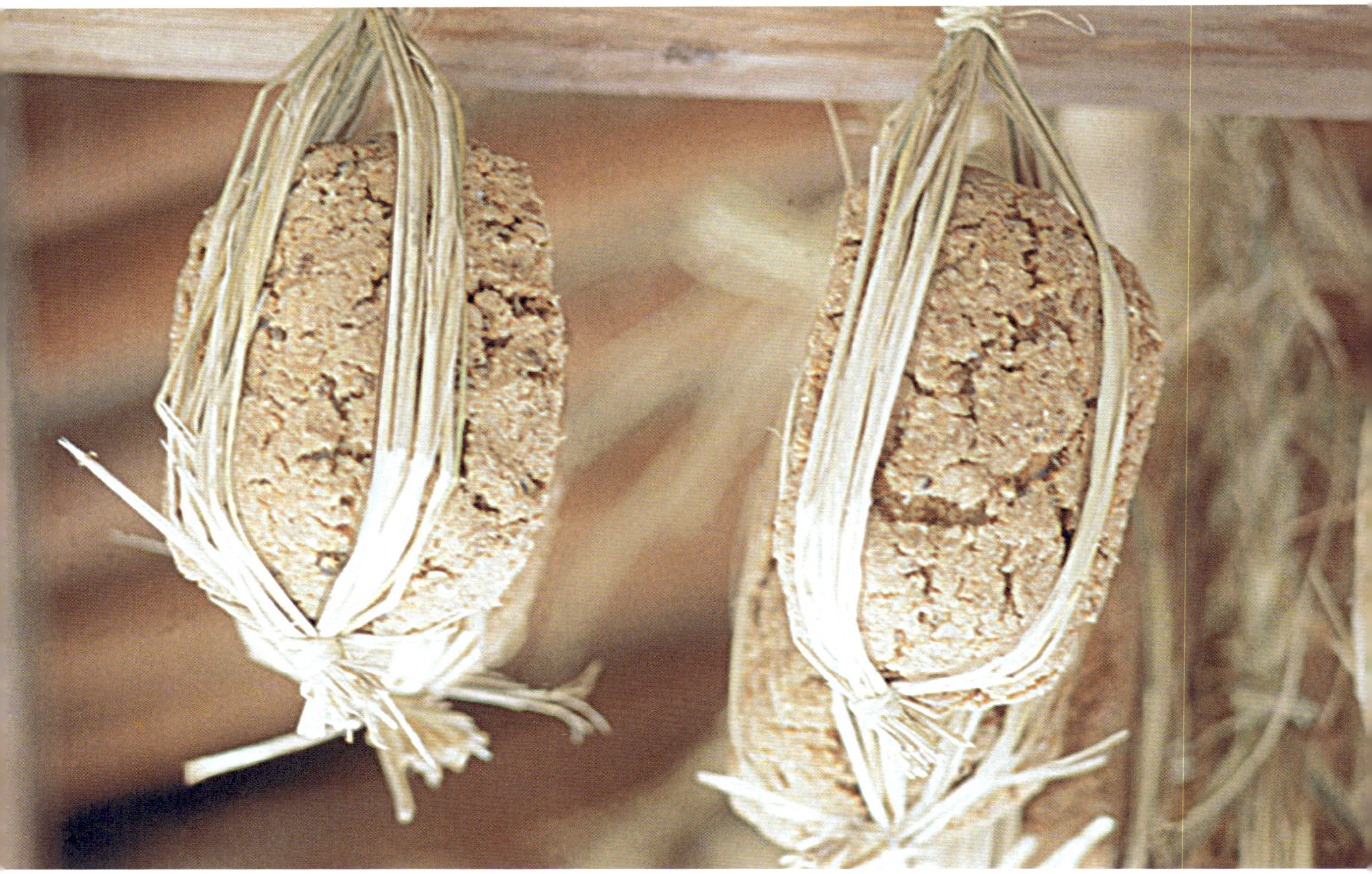

이야기해 보세요

- 무엇인지 아시겠어요?

  장을 만들 때 사용하는 것으로 두 글자 단어인 '이것'은 무엇일까요?

- 메주를 본 적이 있으시죠?

- 메주는 주로 어디에 보관하셨나요?
  냄새가 많이 나지는 않았어요?

- 메주로 만든 음식 중에서 어떤 음식을 가장 즐겨 드셨나요?

- 메주를 만드는 과정을 직접 본 적이 있으세요?

- 메주를 말리기 위해 높은 곳에 직접 매달아본 적이 있으세요?

- 사진을 보고 떠오르는 생각을 자유롭게 말씀해 보세요.

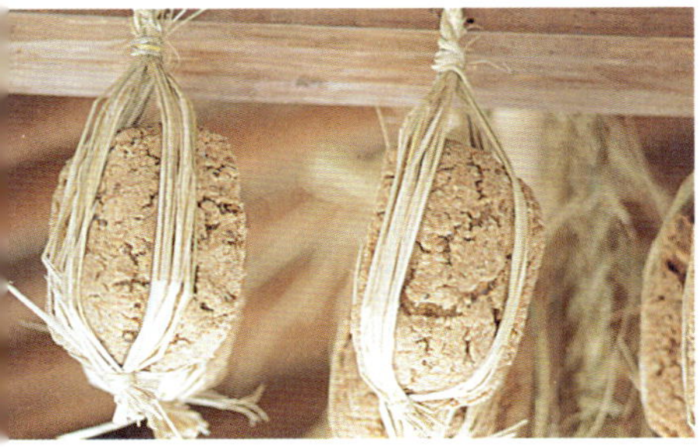

한번 해보세요

- 찰흙으로 메주의 모양을 한번 만들어보세요.
  찰흙이 굳으면 짚이나 끈으로 묶어보세요.

- 메주를 한번 드셔보세요. 메주는 어떤 맛인지,
  어떤 냄새가 나는지 조금 먹어보세요.

- 메주를 말리기 좋은 장소를 한번 찾아보세요.
  어떤 장소가 햇볕도 잘 들고 바람도 잘 부는지
  찾아보세요.

- 시장이나 슈퍼에서 메주가 파는지 찾아보세요.
  요즘 메주의 가격은 얼마인지 살펴보세요.

메주를 만드는 과정을 한번 적어보세요.

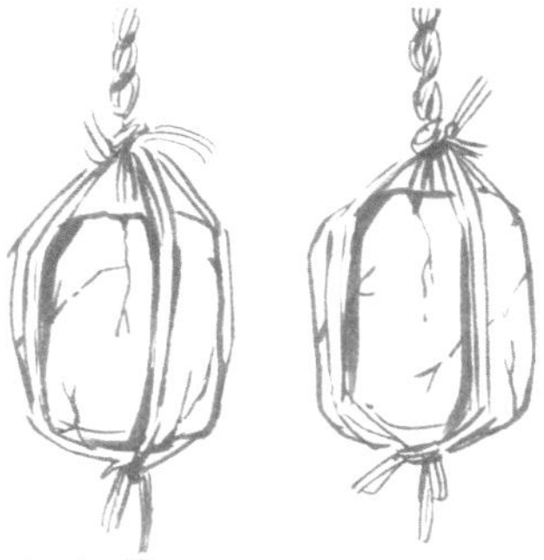

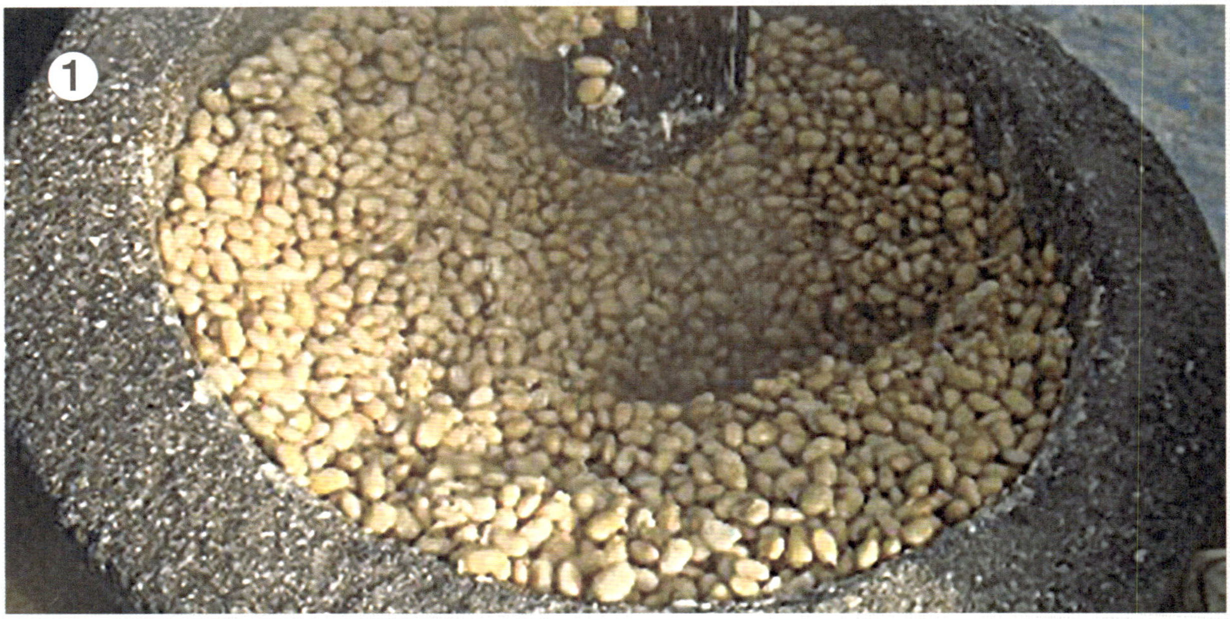

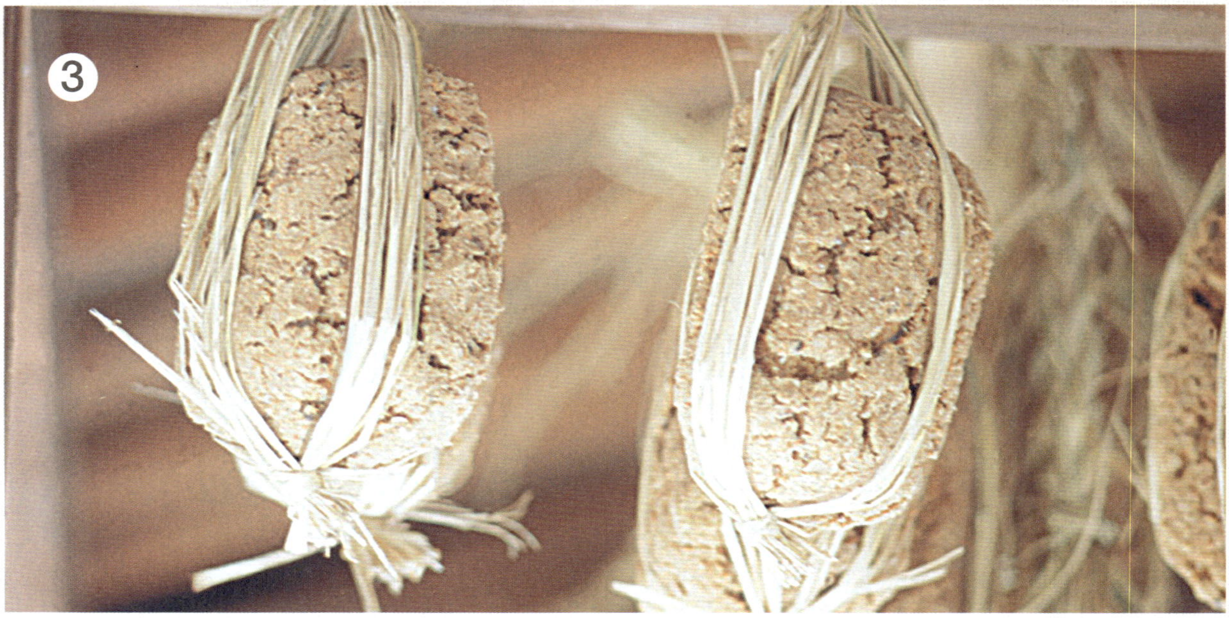

1 무엇을 만드는 과정인지 아시겠어요?

3 메주를 만드는 순서대로 사진을 짚어보세요.

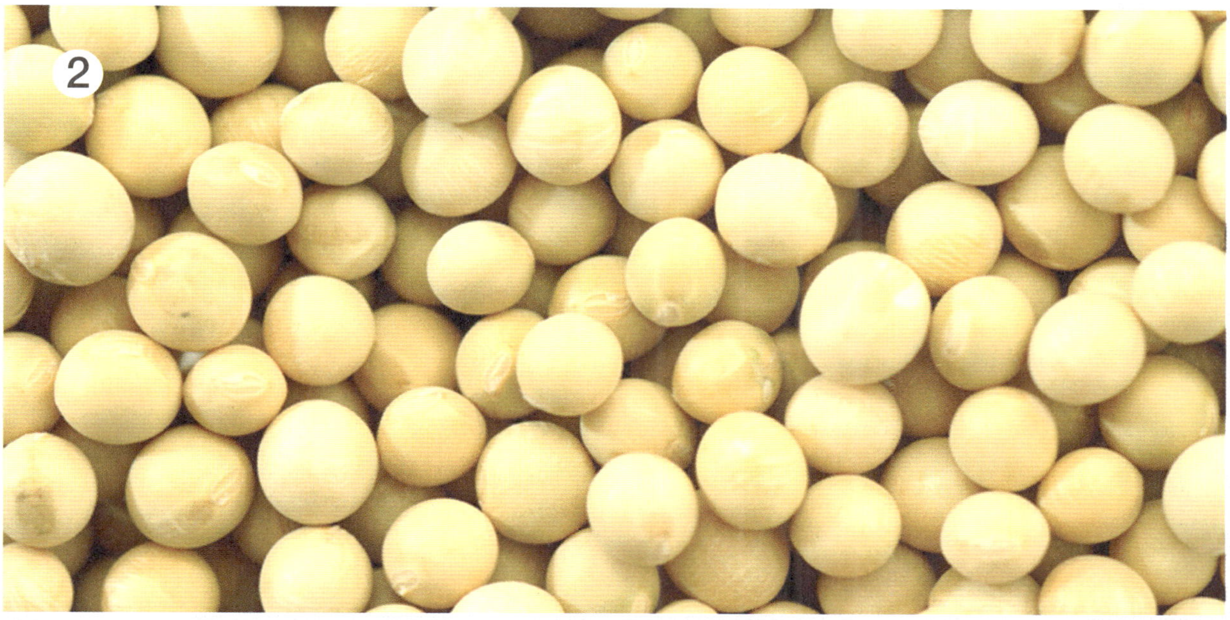

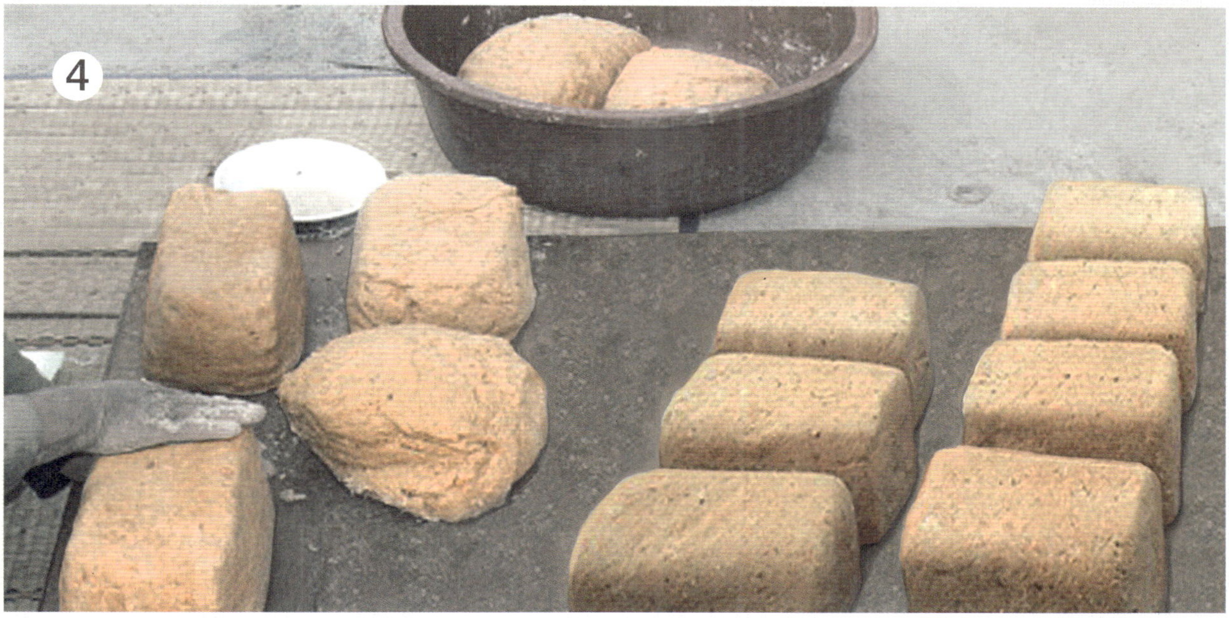

2 가장 딱딱한 메주는 무엇일까요?

4 삶은 콩을 빻는 장면은 무엇일까요?

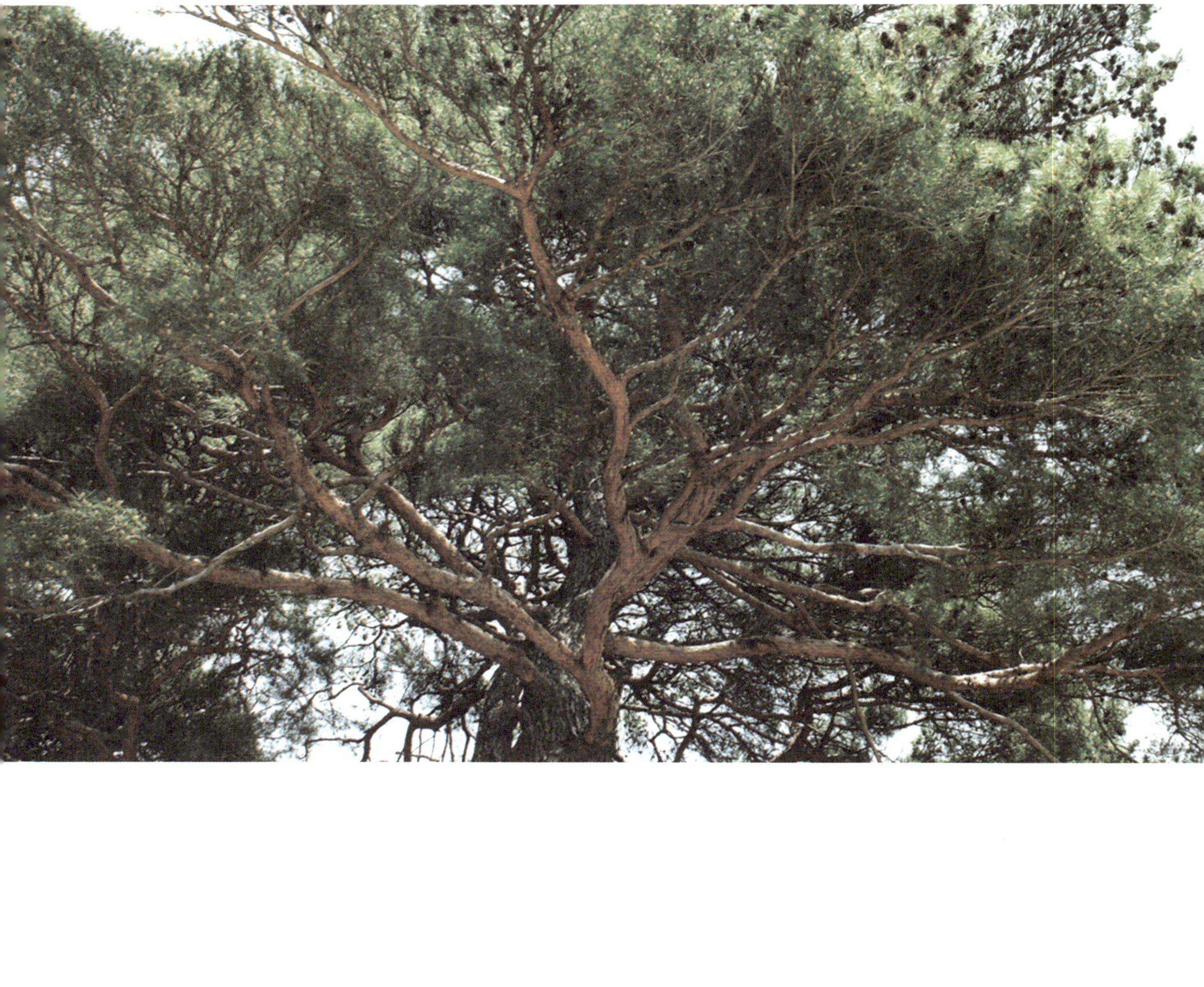

이야기해 보세요

- 무슨 나무인지 아시겠어요?

  잎이 뾰족하고 푸른 나무로 세 글자 단어인
  이 나무는 무엇일까요?

- 소나무를 본 적이 있으시죠?
  소나무에서는 어떤 향이 나나요?
- 한 겨울에 소나무의 솔방울을 따본 적이 있으세요?
- 소나무 위에 올라가 본 적은 없으세요?
- 껌처럼 끈적끈적한 소나무의 송진을 빨아먹어 본 적이 있으세요?
- 송화 가루로 만든 약과를 먹어본 적은 있으세요?
- 사진을 보고 떠오는 생각을 자유롭게 말씀해 보세요.

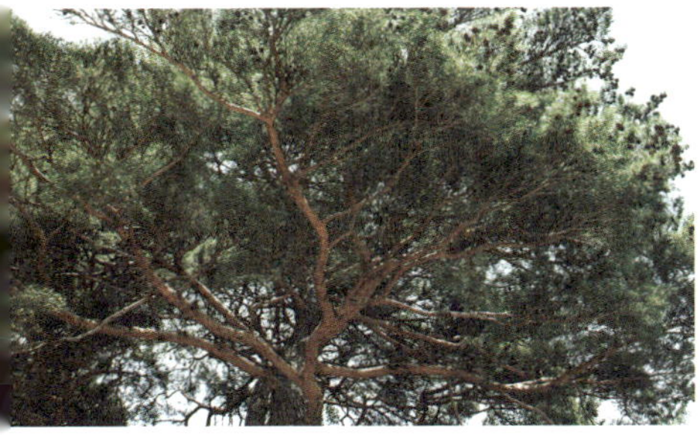

한번 해보세요

- 솔잎에 물감을 바른 후 종이에 찍어보세요.
  다양한 물감을 사용하여 멋있는 작품을 만들어 보세요.
- 찰흙으로 솔방울을 만들어보세요.
  솔방울의 잔 조각들도 표현해보세요.
- 나무가 많은 산이나 숲을 천천히 거닐어 보세요.
  나무를 만져도 보고 솔잎의 냄새도 맡아보세요.
- 우리 동네에는 소나무가 어디에 많이 있는지 찾아보세요.

솔잎으로 멋진 작품을 만들어 보세요.
솔잎을 종이에 붙인 후 색연필로 예쁘게 꾸며보세요.

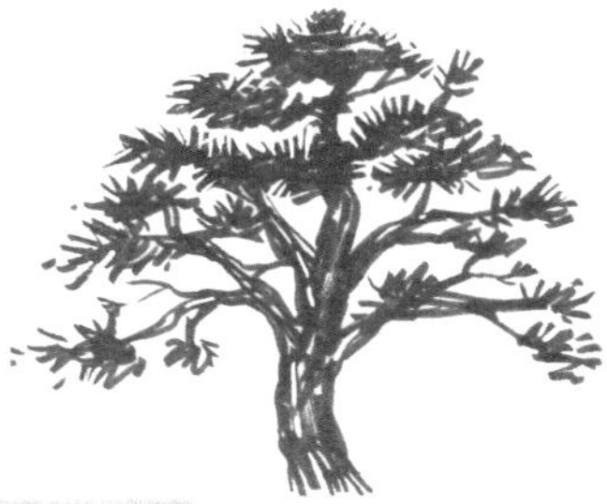

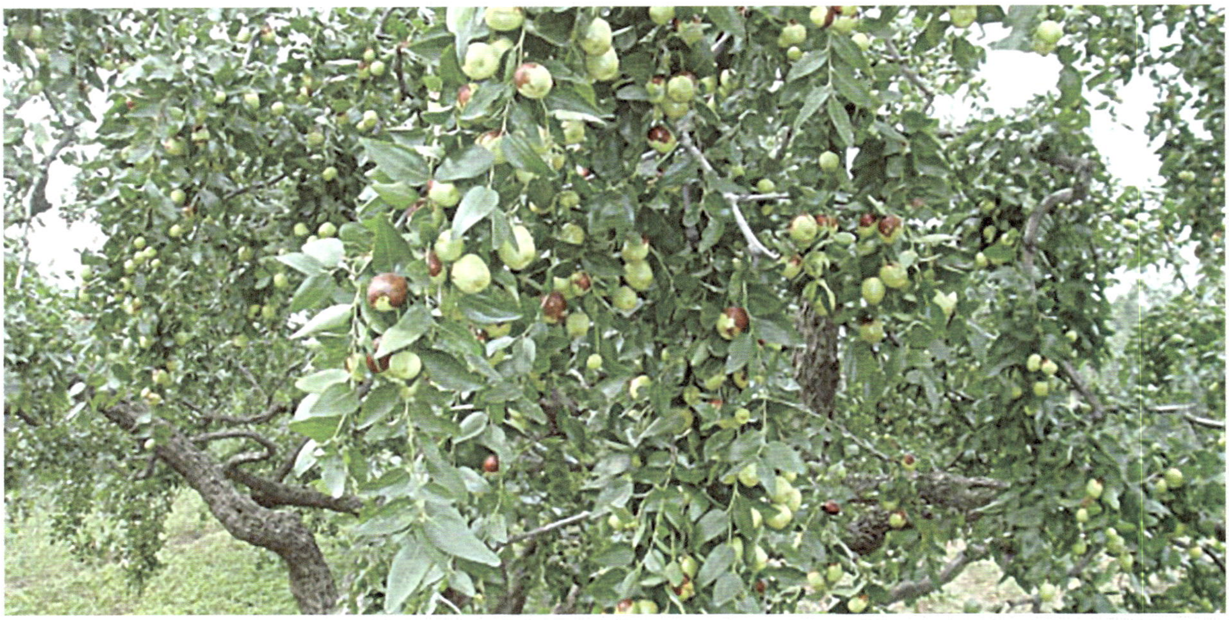

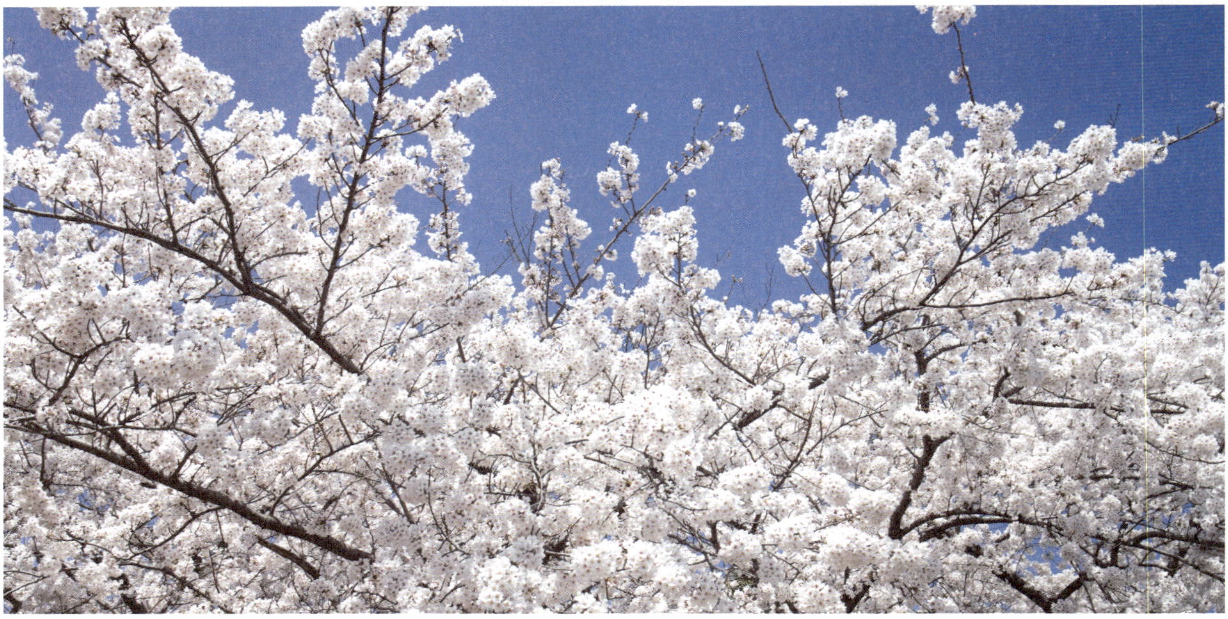

1 무슨 나무인지 아시겠어요?
나무의 이름을 말씀해 보세요.

3 열매로 먹을 수 있는 나무를 모두 골라보세요.

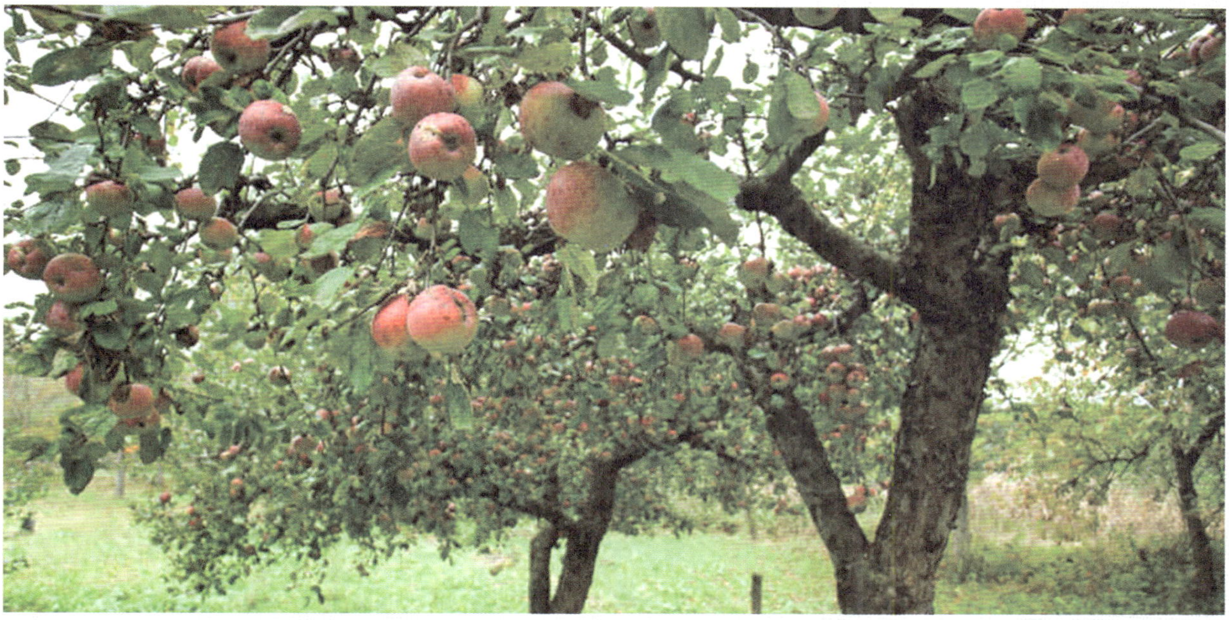

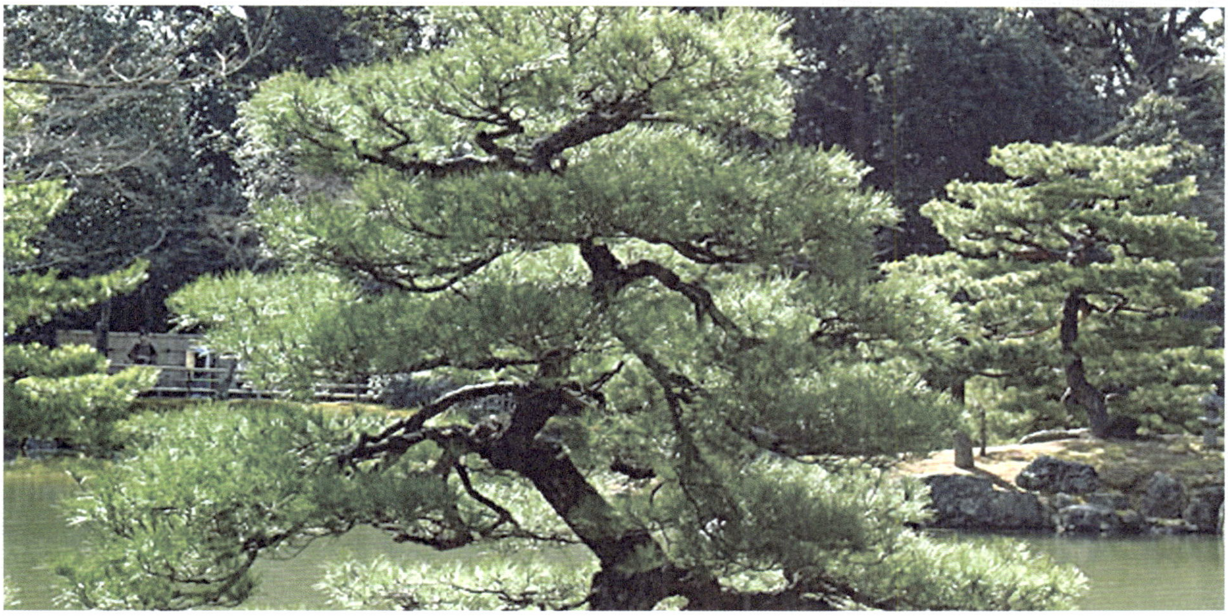

2 이파리가 바늘처럼 얇게 생긴 나무를 골라보세요.

4 솔방울이 열리는 나무는 무엇일까요?

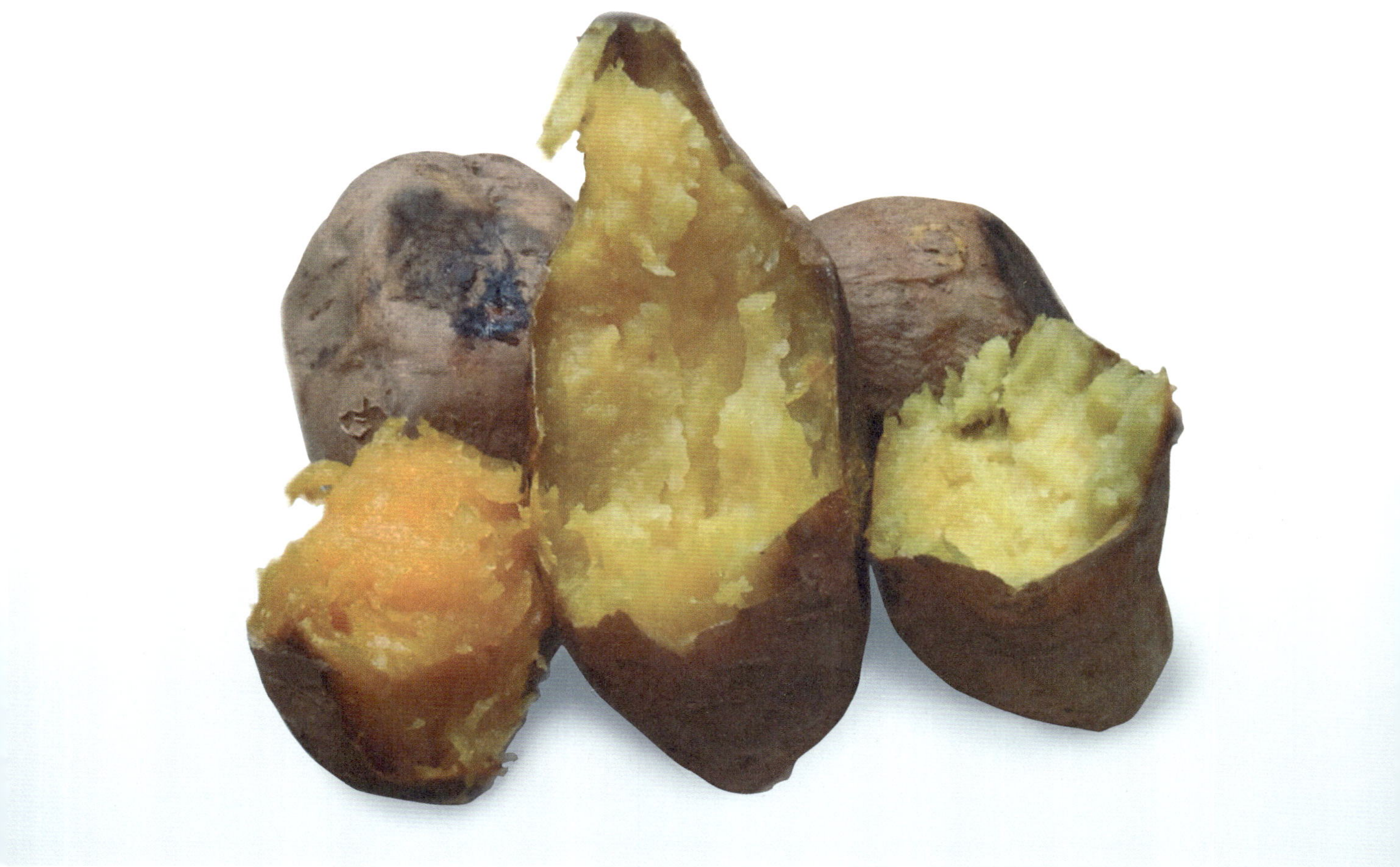

이야기해 보세요

- 무슨 음식인지 아시겠어요?

  겨울에 많이 구워먹는 것으로 이름이 '고' 로 시작하는 음식은 무엇일까요?

- 고구마를 드셔본 적이 있으시죠?

- 군고구마를 오랫동안 따뜻하게 먹으려고 온돌방 이불 밑에 넣어둔 적은 없으세요?

- 고구마를 굽다가 태운 기억은 없으신가요?

- 고구마를 직접 캐본 적이 있으세요?

- 군고구마 장수가 고구마를 팔러 왔다는 걸 알리는 특별한 소리가 있었나요?

- 사진을 보고 떠오르는 생각을 자유롭게 말씀해 보세요.

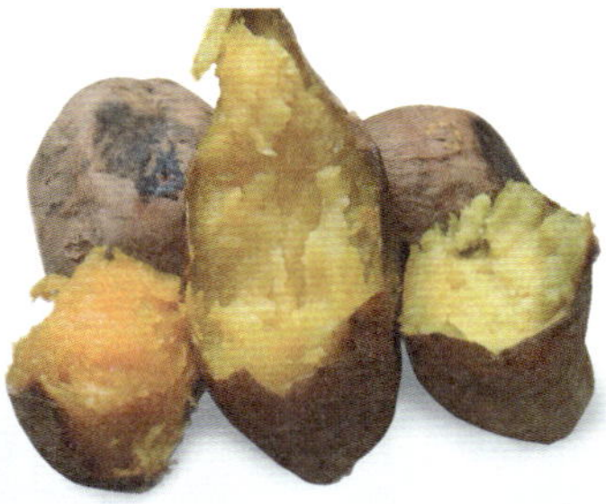

한번 해보세요

- 맛있는 군고구마를 한번 드셔보세요.
  고구마가 뜨겁다면 입김을 불어 식혀보세요.

- 고구마처럼 단 맛이 나는 것을 기억나는대로
  말씀해 보세요.

- 집에 고구마처럼 갈색인 물건이 있는지 찾아보세요.

- 시장이나 슈퍼에서 고구마나 감자가 있는지 찾아보세요.
  요즘 고구마나 감자의 가격은 얼마인지 살펴보세요.

- 우리 동네에 군고구마 장수가 있는지 한번 찾아보세요.

군고구마에 얽힌 추억이 있다면 적어보세요.

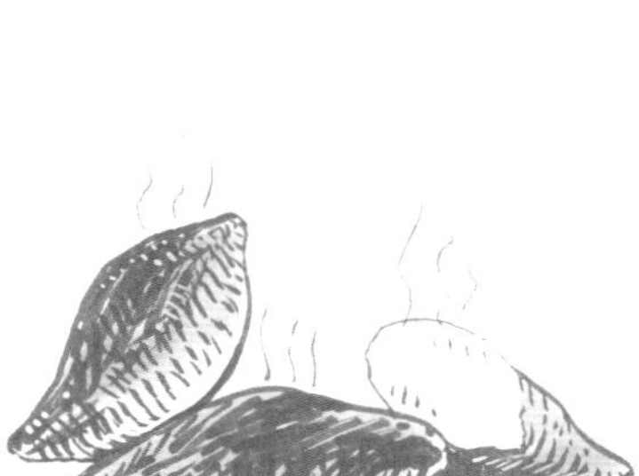

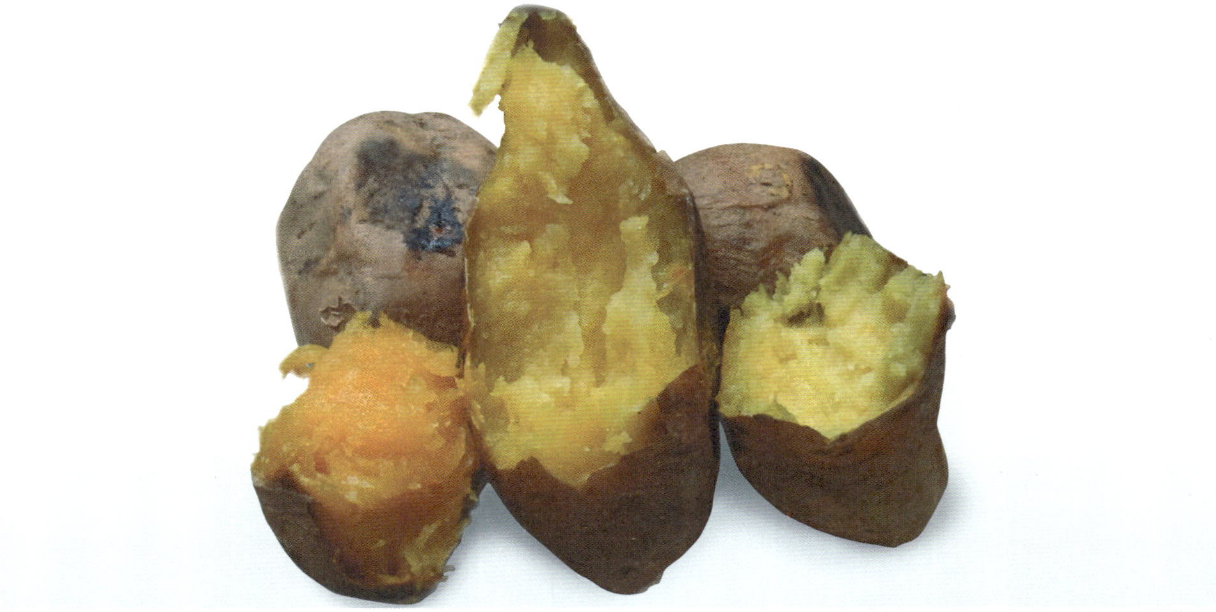

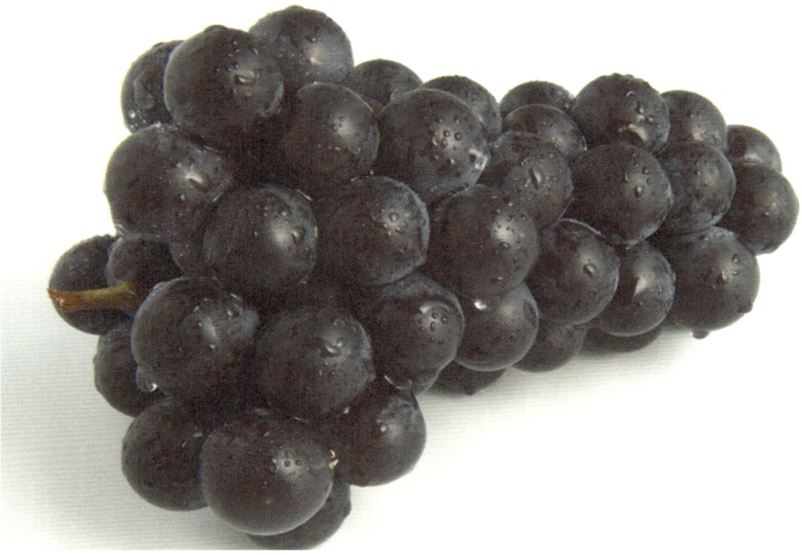

1 무엇인지 아시겠어요?
이름을 말씀해 보세요.

3 뜨겁게 구워서 먹어야 맛있는 것은 무엇일까요?

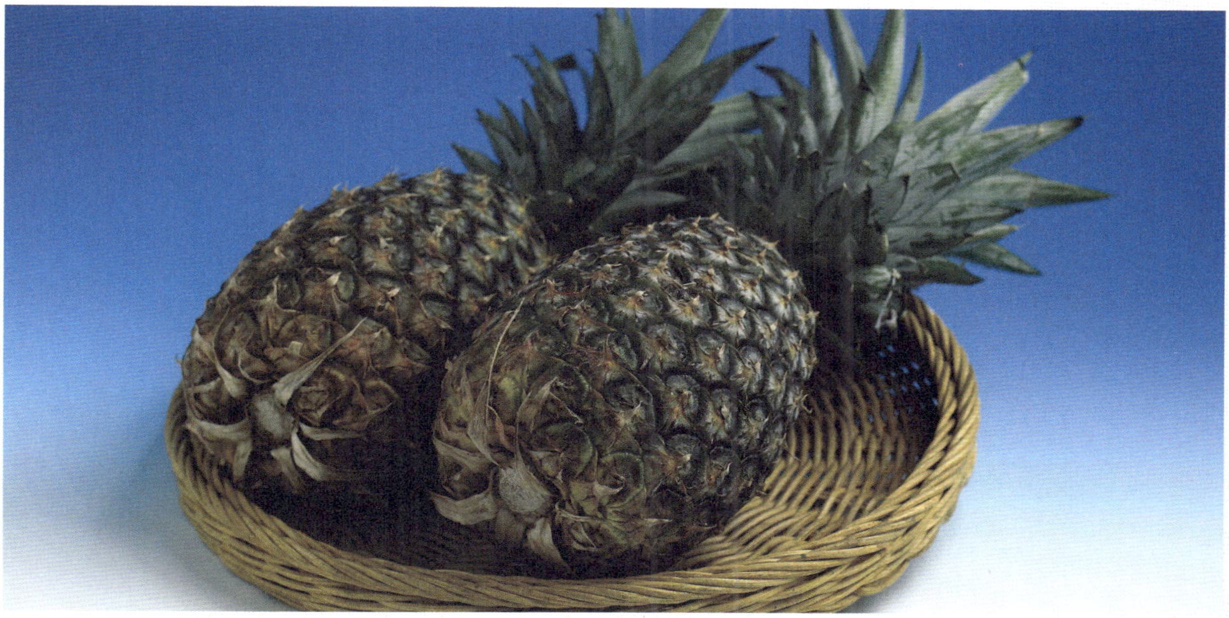

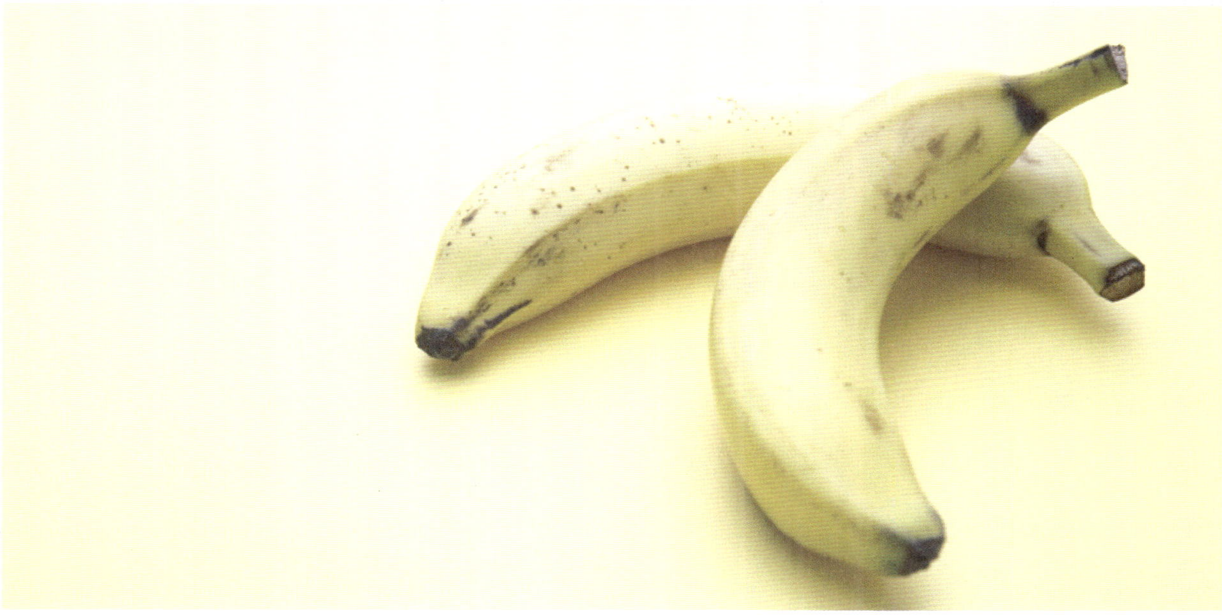

2 껍질을 손으로 쉽게 벗길 수 있는 것을 모두 골라보세요.

4 옛날에는 가격이 비싸 귀한 과일이었던 것은 무엇일까요?

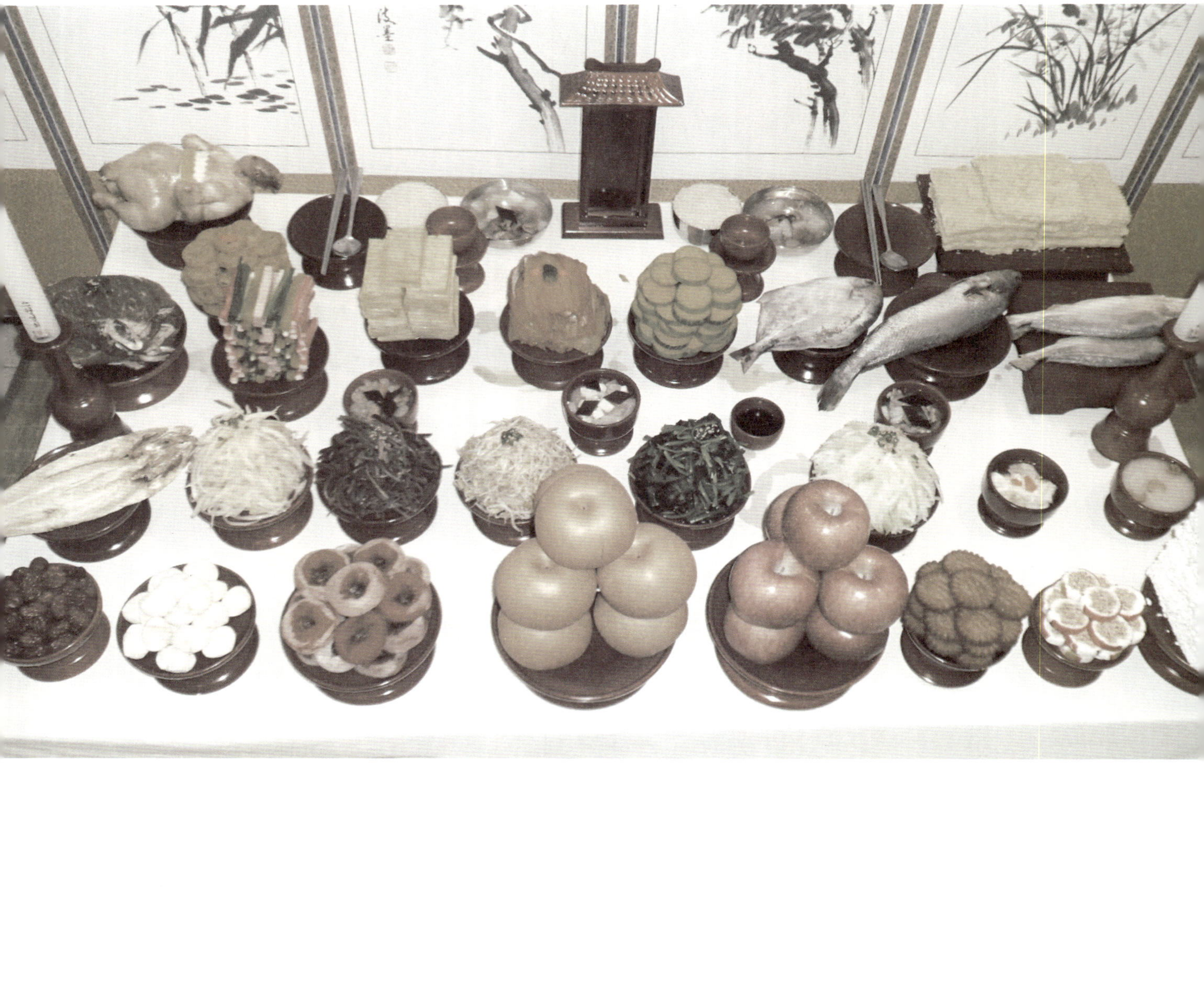

이야기해 보세요

- 무엇인지 아시겠어요?

  조상님께 음식을 올리고 절을 하는 것을 무엇이라 하지요?

- 차례를 지내본 적이 있으시죠?
- 어린 시절 어머니께서 차례상에 올릴 음식을 며칠 전부터 준비하셨나요?
- 차례를 지내기 위해 지방을 쓰고 향을 올리는 사람은 누구였나요?
- 차례상에 음식을 올리기 전에 먹으려다가 혼난 적은 없으세요?
- 차례나 성묘를 지낼 때, 고수레(고시레)를 해본 적이 있으세요?
- 사진을 보고 떠오르는 생각을 자유롭게 말씀해 보세요.

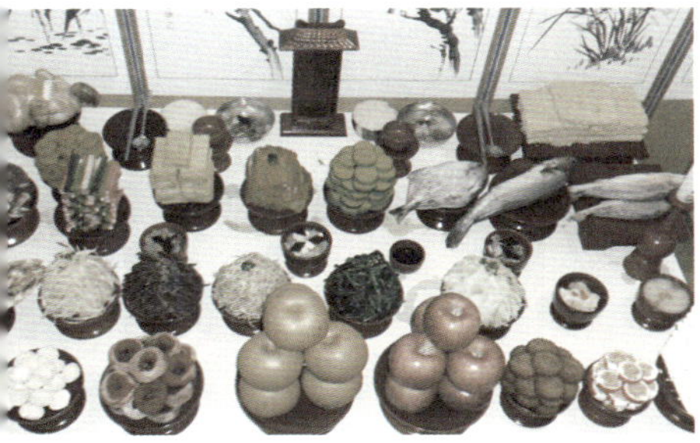

한번 해보세요

- 어린 시절 즐겨먹던 차례 음식을 한번 만들어 보세요.
- 차례상에 올리는 모양으로 과일을 깎아보세요.
- 어린 시절 차례를 같이 지냈던 가족이나 친척들에게 안부전화를 한번 해보세요.
- 부모님이나 자녀에게 생전에 하고 싶었던 이야기를 편지지에 적어 보내보세요.
- 주말에는 성묘를 한번 가보세요.

차례상을 한번 그려보세요.
어떤 음식을 어디에 놓았는지 기억나는대로 그려보세요.

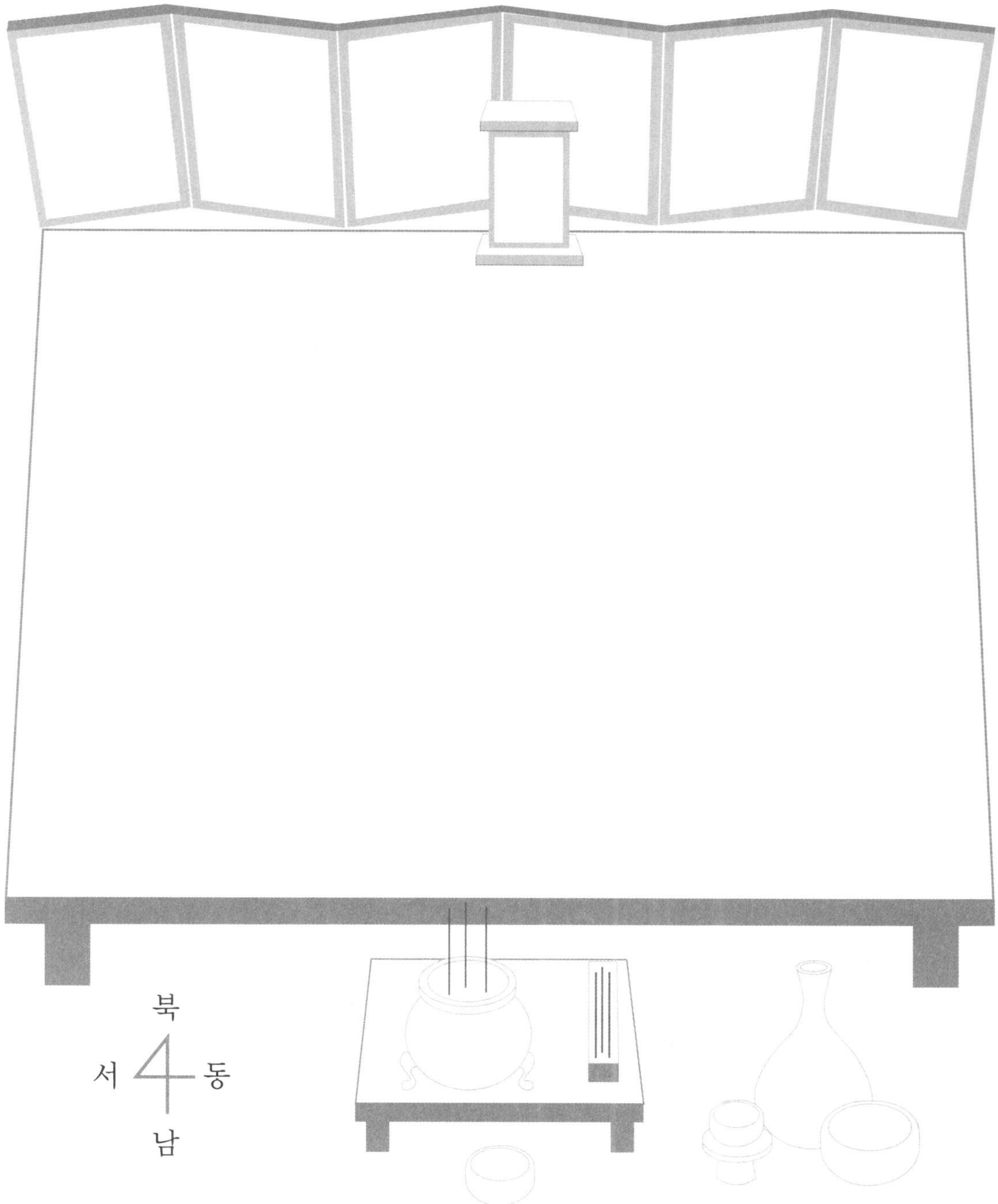

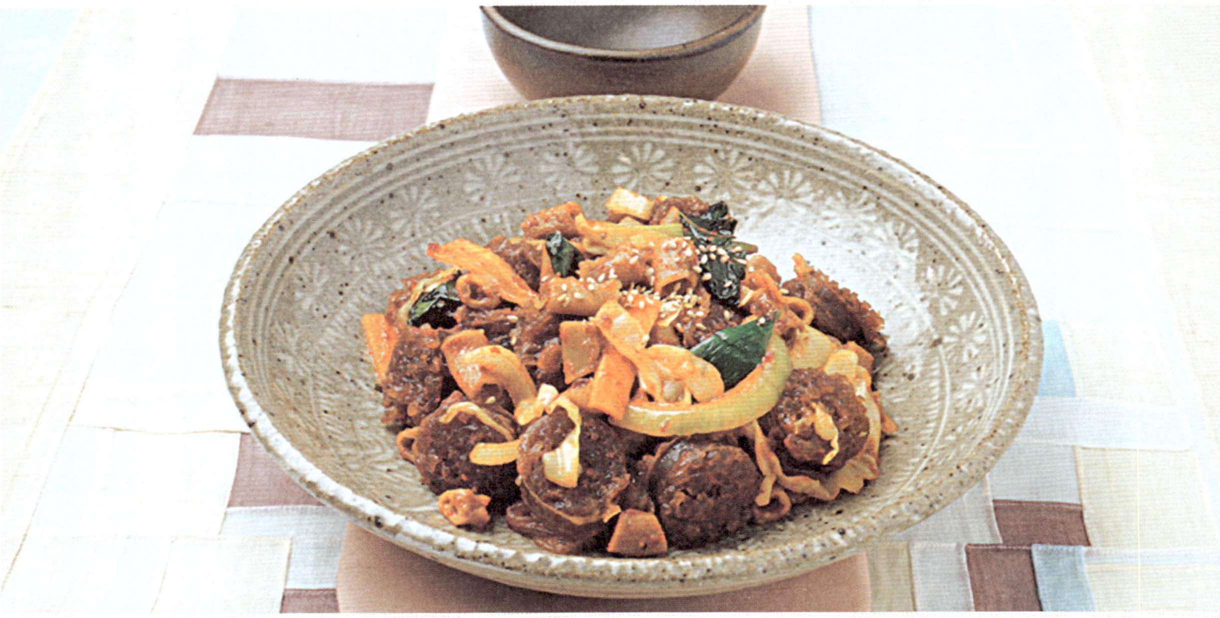

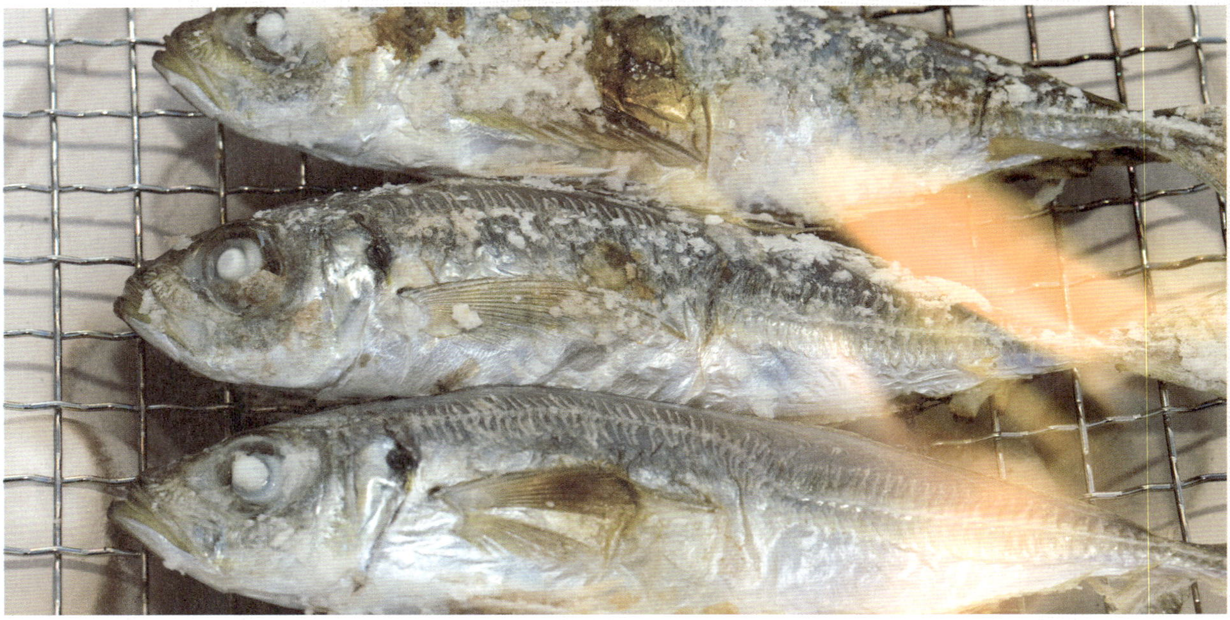

1 어떤 음식인지 아시겠어요?

음식의 이름을 말씀해 보세요.

3 가장 매운 음식을 골라보세요.

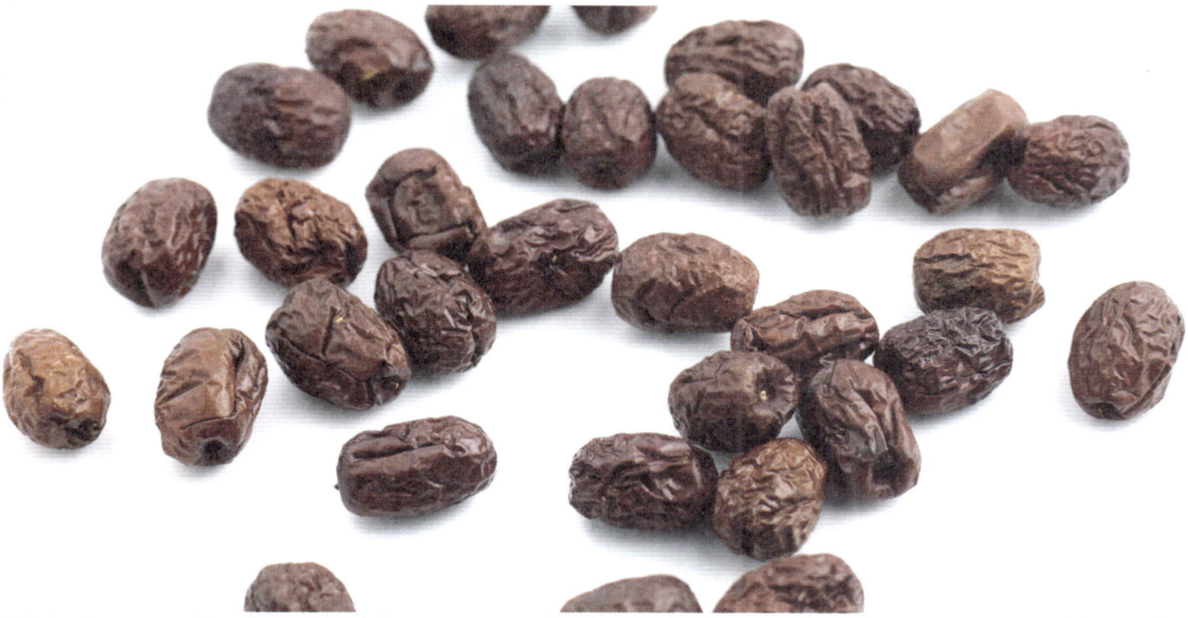

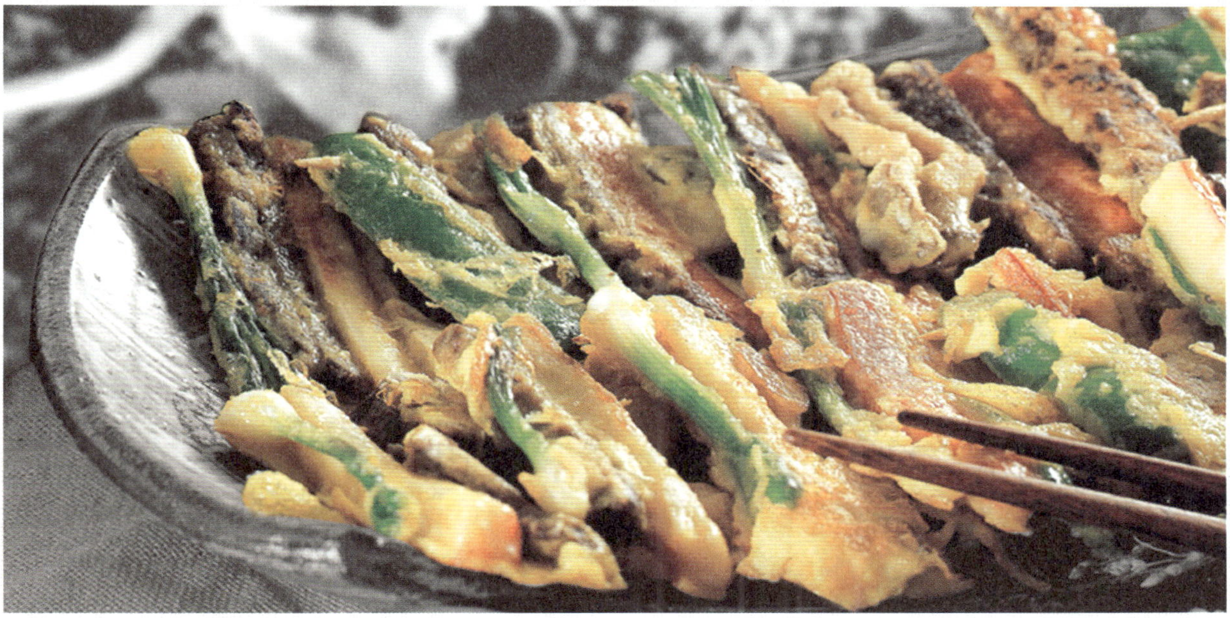

2 차례상에 올리는 음식을 모두 골라보세요.

4 기름에 튀겨서 만드는 음식은 무엇일까요?

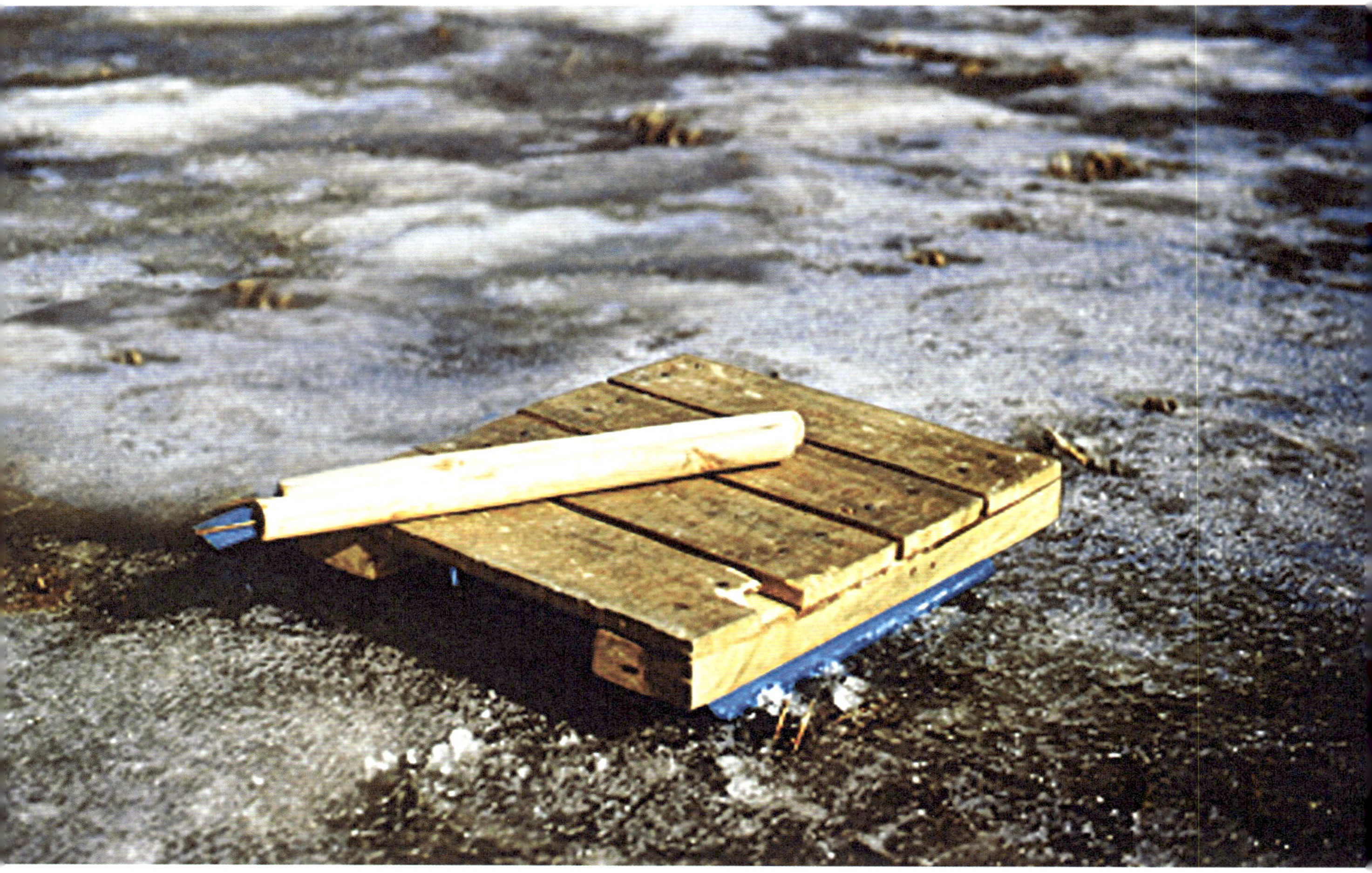

이야기해 보세요

- 무슨 장난감인지 아시겠어요?

  얼음 위에서 타고 노는 것으로 두 글자 단어인 '이것'은 무엇일까요?

- 썰매를 타본 적이 있으세요?
- 썰매를 구하기가 어려워서 비료포대 같은 것을 타본 적은 없으세요?
- 친구들과 썰매타기 경주를 해본 적이 있으세요?
- 썰매를 타다가 손이나 발이 꽁꽁 언 적은 없으셨나요?
- 놀던 중에 얼음이 갑자기 깨져서 놀란 적은 없으세요?
- 썰매를 만들어본 적이 있으세요? 무엇으로 썰매를 만들었는지 말씀해 보세요.
- 사진을 보고 떠오르는 생각을 자유롭게 말씀해 보세요.

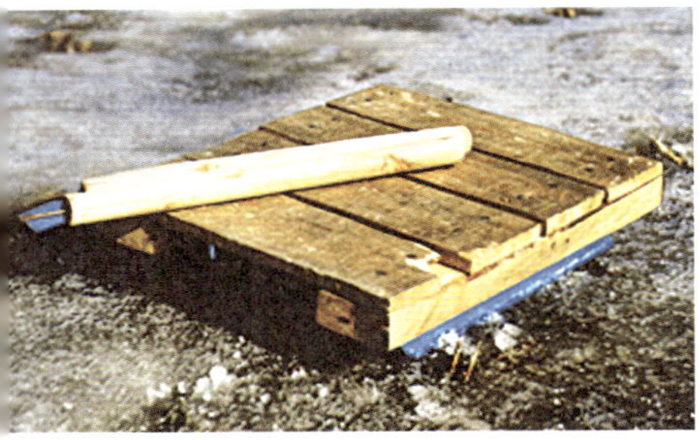

한번 해보세요

- 찰흙으로 작은 썰매를 한번 만들어보세요.
- 썰매를 타듯이 양팔을 앞 뒤로 여러 번 저어보세요.
- 신문에 눈과 관련된 기사가 실려 있는지 한번 찾아보세요.
- 우리 동네에 썰매를 탈수 있는 장소가 있는지 찾아보세요.
- 주말에는 눈이 많이 내린 장소를 찾아가 보세요. 눈 위에는 어떤 자국들이 있는지 한번 살펴보세요.

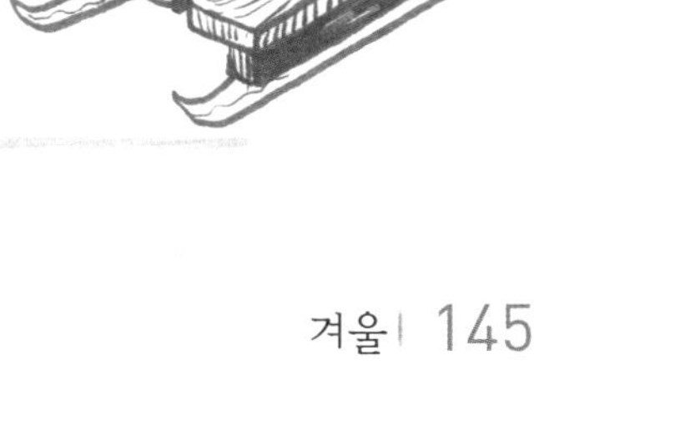

어린 시절 겨울에 즐겨했던 놀이를 모두 그려보세요.

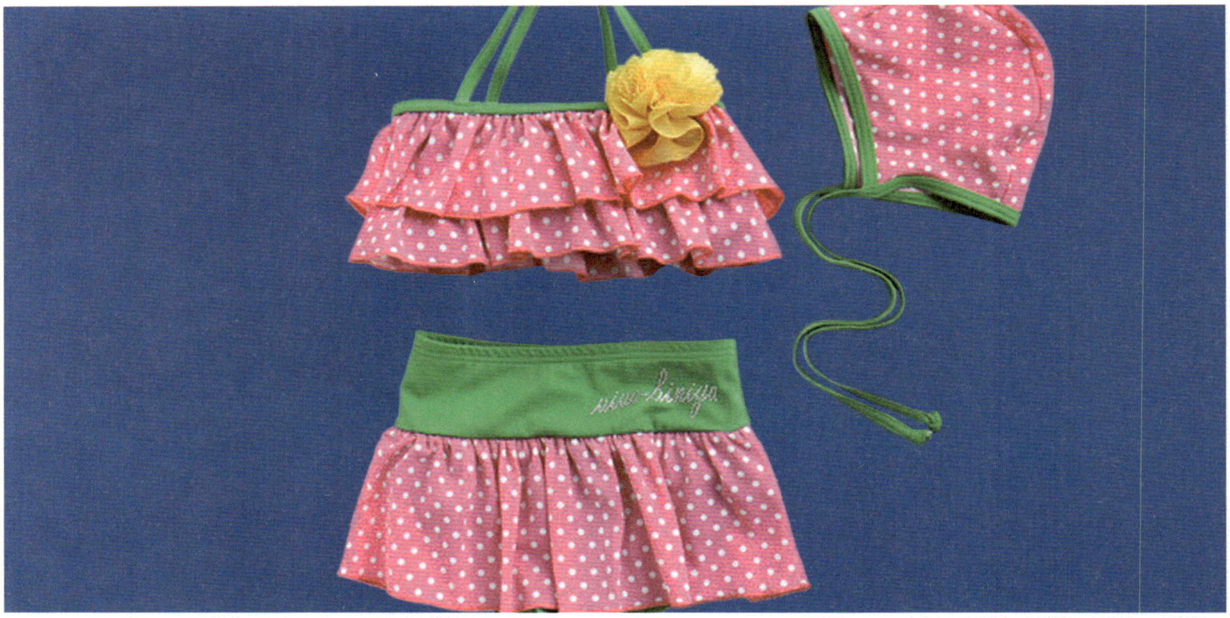

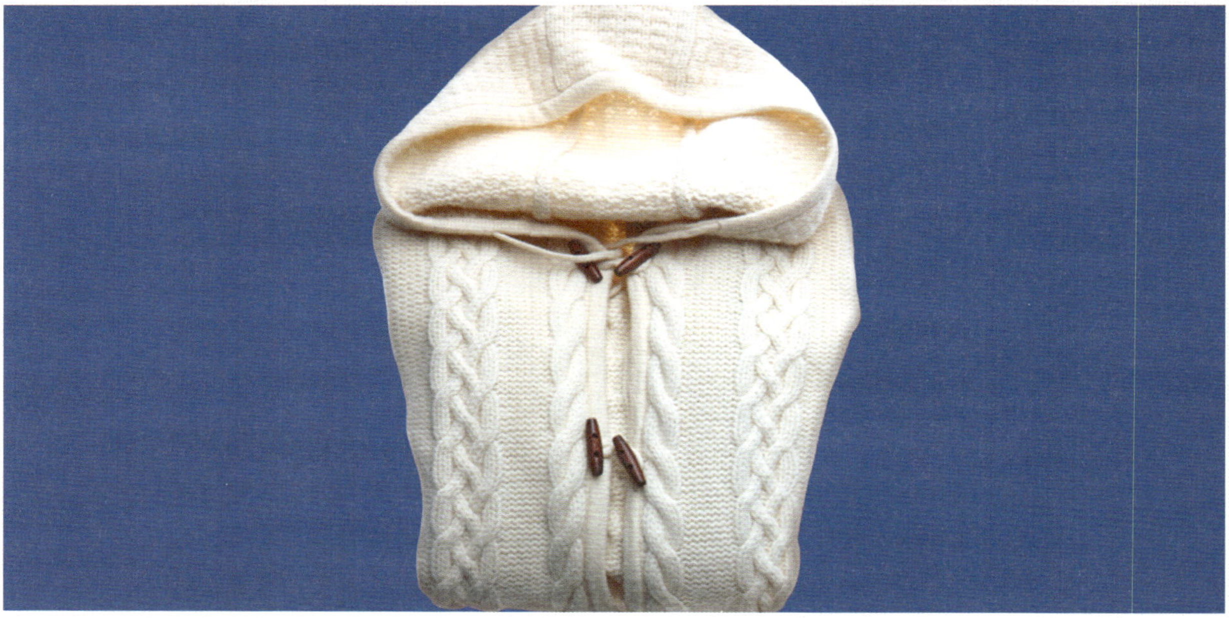

1 무슨 물건인지 아시겠어요?
물건의 이름을 말씀해 보세요.

3 여름에 바닷가나 수영장에서 입는 옷은 무엇일까요?

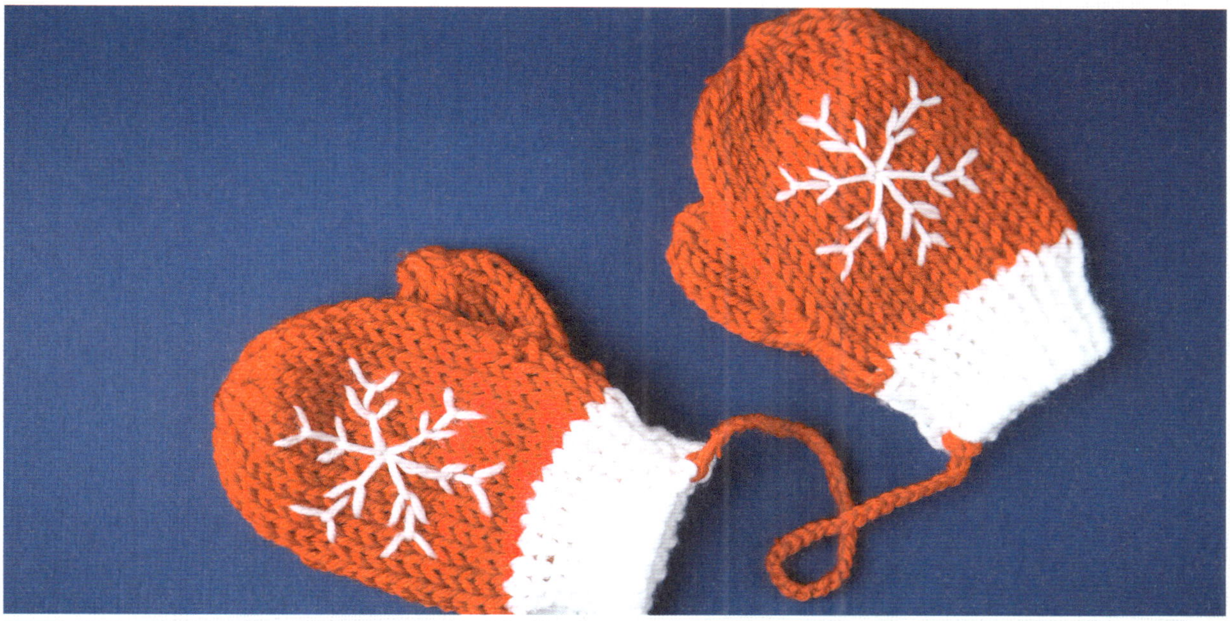

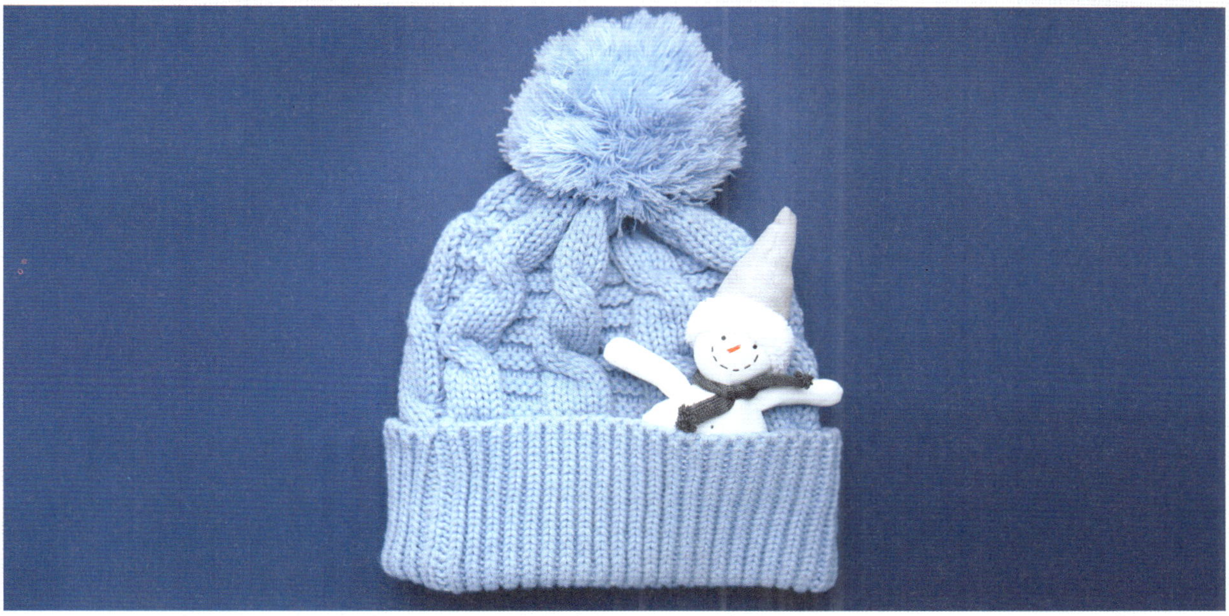

2 썰매를 탈 때 필요한 의류를 모두 골라보세요.

4 실제 크기가 가장 큰 것은 무엇일까요?

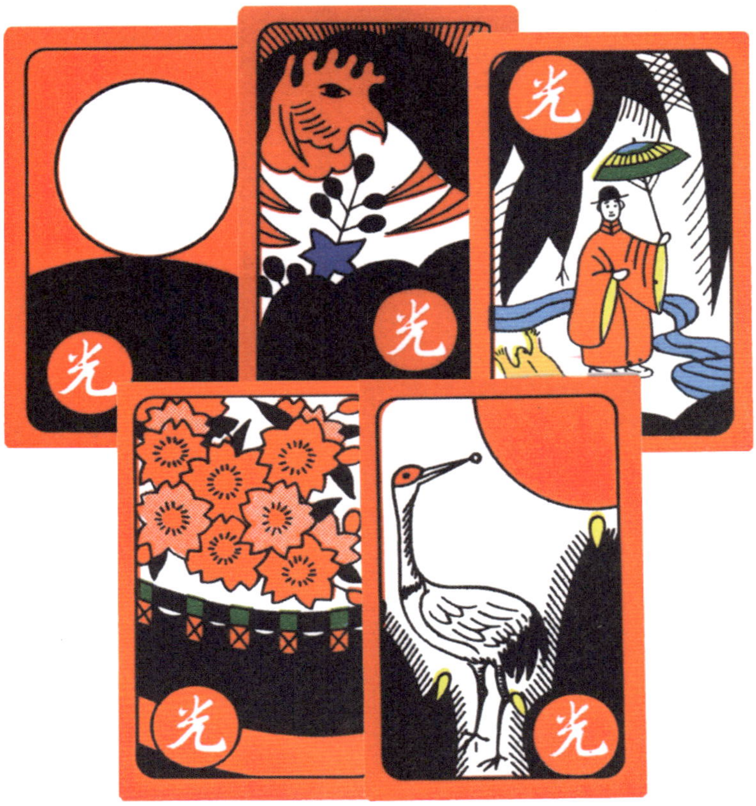
光
光
光
光
光

이야기해 보세요

- 무엇인지 아시겠어요?

  그림 짝을 맞춰서 점수를 내는 놀이는 무엇일까요?

- 화투를 본 적이 있으시죠?

- 화투를 즐겨 하시는 편이셨어요?

  즐겨 하셨다면, 주로 누구와 화투를 치셨는지 말씀해 보세요.

  즐겨 하지 않으셨다면, 화투를 유난히 좋아했던 사람이 있었는지 말씀해 보세요.

- 화투에서 이기기 위해 상대방 몰래 패를 숨긴 적은 없으세요?

- 어린 시절 어른들이 화투를 치고 있을 때 심부름을 해서 용돈을 받으신 적은 있으세요?

- 사진을 보고 떠오르는 생각을 자유롭게 말씀해 보세요.

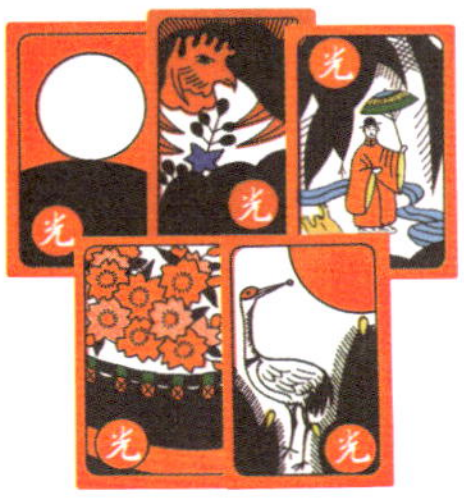

한번 해보세요

- 화투패를 짝대로 맞춰보세요. (예: 홍단은 홍단끼리, 고도리는 고도리끼리, 광은 광끼리)
- 화투를 계절별로 맞춰보세요. (봄, 여름, 가을, 겨울)
- 가족이나 친구들과 내기 화투를 한번 쳐보세요.
- 화투 외에 즐겨하시던 게임이 있으시다면 말씀해 보세요.

화투패의 그림을 따라 그려보세요.

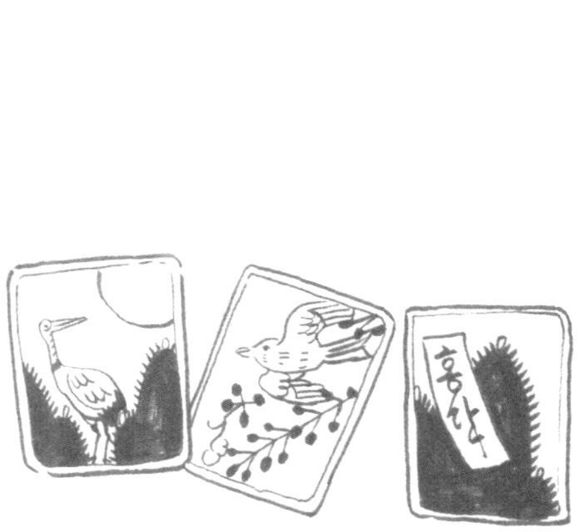

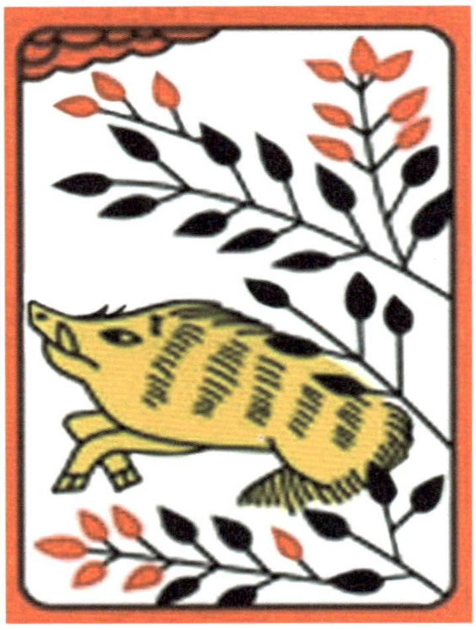

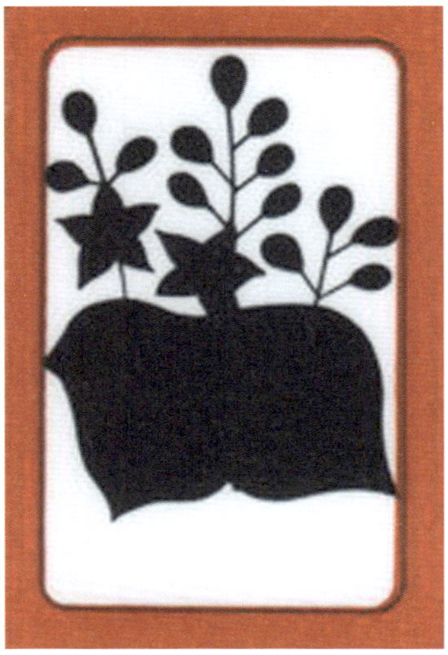

1 무슨 화투패인지 아시겠어요?
화투패의 이름을 말씀해 보세요.

3 겨울과 관련된 화투패를 골라보세요.

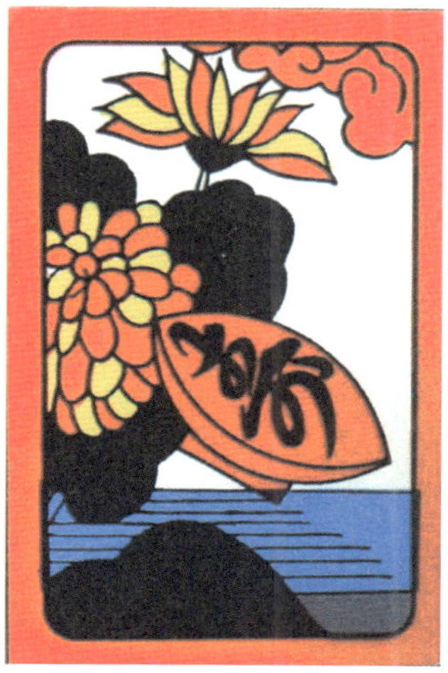

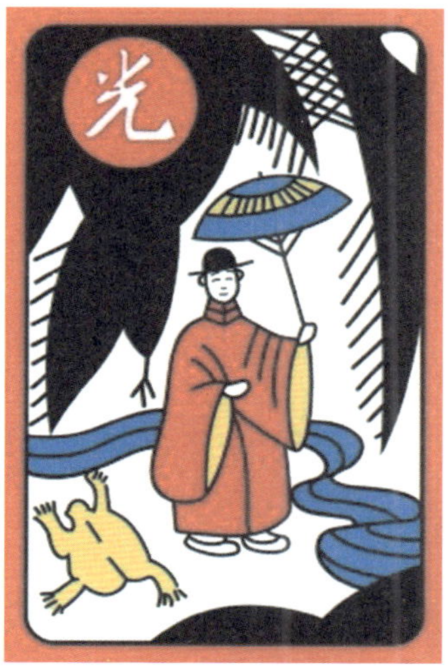

2 돼지가 그려져 있는 화투패는 무엇일까요?

4 고스톱에서 점수가 좋은 패를 모두 골라보세요.

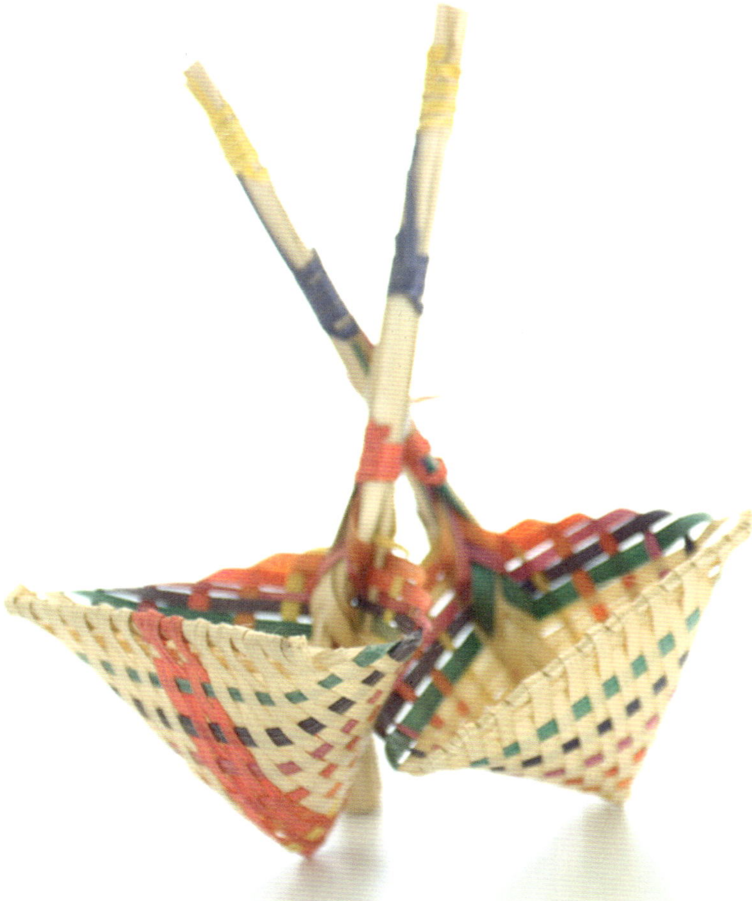

이야기해 보세요

- 무엇인지 아시겠어요? 이름을 말씀해 보세요.

  설날 새벽에 사서 벽에 걸어두는 것은 무엇일까요?

- 복조리를 본 적이 있으시죠?
- 복조리는 주로 어디에 걸어두었나요?
- 설날에 복조리를 걸어두며 소원을 비신 적이 있으세요? 어떤 소원이었는지 말씀해 보세요.
- 복조리와 복주머니 중 어떤 선물을 받을 때 더 기분이 좋으셨어요?
- 새벽에 돌아다니는 복조리 장수를 기억하세요?
- 사진을 보고 떠오르는 생각을 자유롭게 말씀해 보세요.

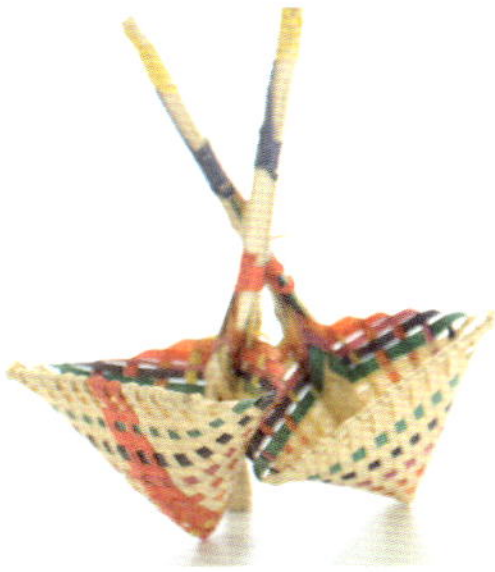

한번 해보세요

- 조리질을 한번 해보세요.
  쌀에서 겨나 돌멩이를 골라내어 보세요.

- 새해에 이루고 싶은 소망이 있다면 종이에 적어보세요.

- 새해가 지나지 않았다면, 설날 아침에 복조리를 준비하여 벽에 달아보세요.

- 시장이나 슈퍼에 한번 가보세요.
  복조리가 있는지 요즘에는 어떤 모양의 조리가
  나오는지 구경해 보세요.

새해 새벽 벽에 걸어두던 복조리를 한번 그려보세요.

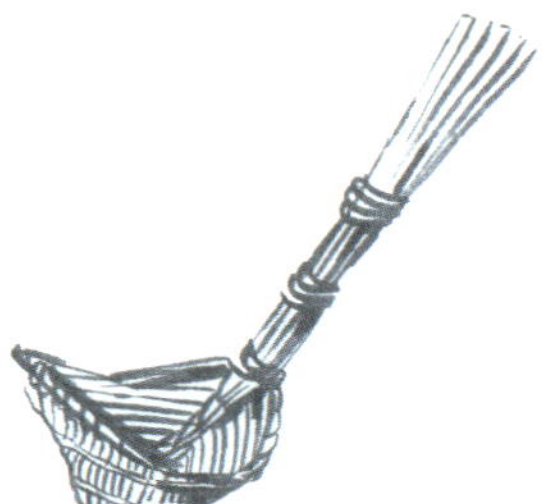

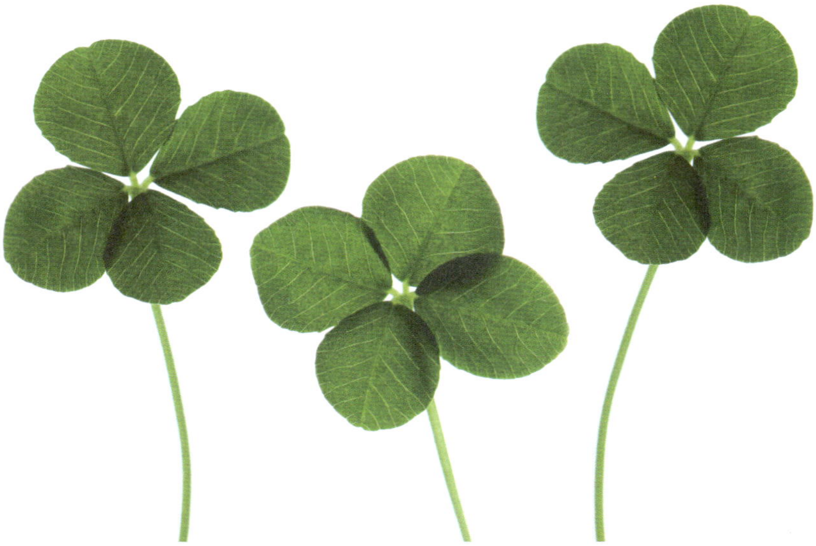

4

1 무엇인지 아시겠어요?
각각의 이름을 말씀해 보세요.

3 행운과 관련이 있는 것을 모두 골라보세요.

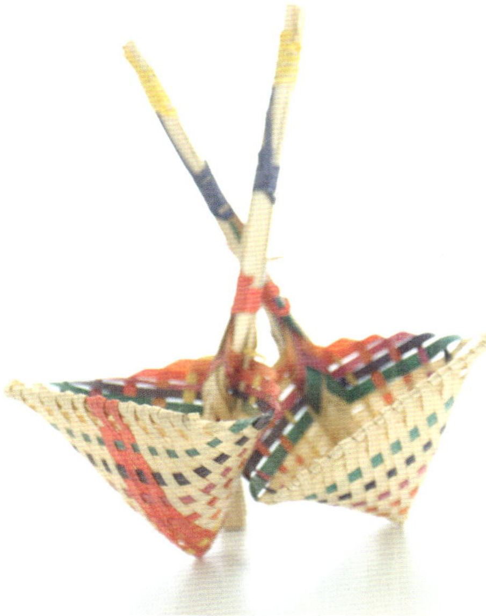

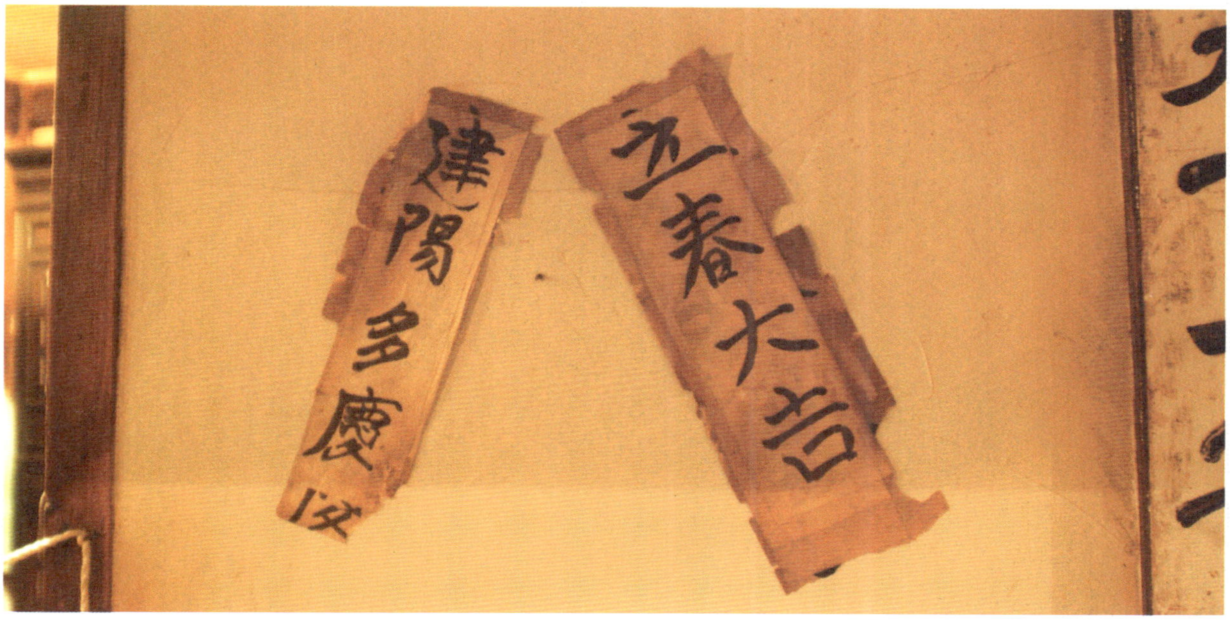

2 새해와 관련이 있는 것은 무엇일까요?

4 봄에 대문이나 기둥에서 자주 볼 수 있었던 것은 무엇일까요?

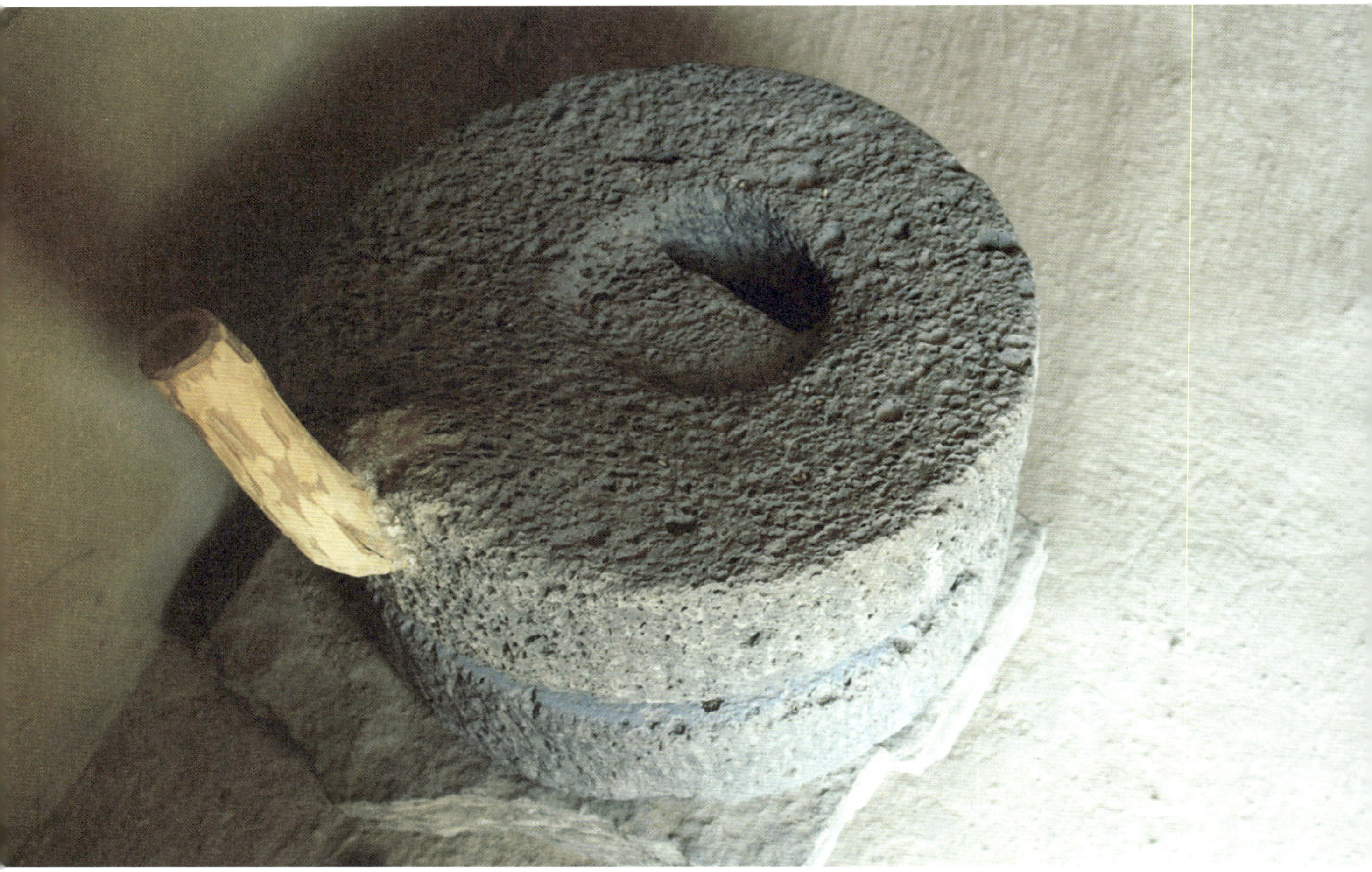

이야기해 보세요

- 무슨 기구인지 아시겠어요?

  손잡이를 돌려 곡식을 가는 기구는 무엇일까요?

- 맷돌을 본 적이 있으시죠?
- 맷돌을 사용해 곡식을 갈아본 적이 있으세요?
- 맷돌로 간 곡식들로 노릇노릇한 전을 부쳐먹어 본 적이 있으세요?
- 맷돌의 손잡이를 실수로 부러뜨린 적이 있으세요?
- 집에 맷돌이 없어 다른 집으로 빌리러 다닌 기억이 있으신가요?
- 가족들 모두 모여 밤새 맷돌질을 해 본 적이 있으세요?
- 사진을 보고 떠오르는 생각을 자유롭게 말씀해 보세요.

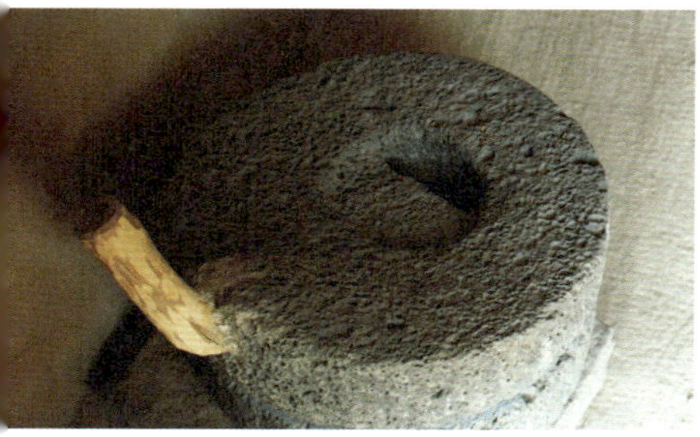

한번 해보세요

- 믹서기로 팥이나 콩을 한번 갈아보세요.
  냄새는 어떤지, 어느 정도 크기로 갈리는지 살펴보세요.

- 믹서기로 간 콩으로 맛있는 콩국수를 한번 만들어 보세요.

- 돌이나 작은 방망이로 콩이나 팥을 눌러보세요.

- 맷돌을 돌리듯이 막대기를 손에 쥐고 빙글빙글 돌려보세요.

- 주말에는 박물관이나 민속촌에 가서 맷돌이 있는지 한번 찾아보세요.

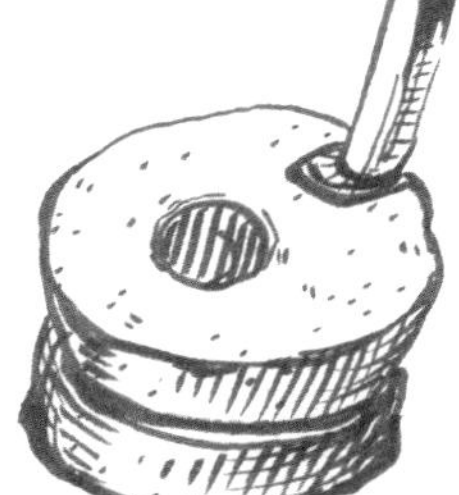

맷돌처럼 돌로 만들 수 있는 물건을 모두 적어보세요.

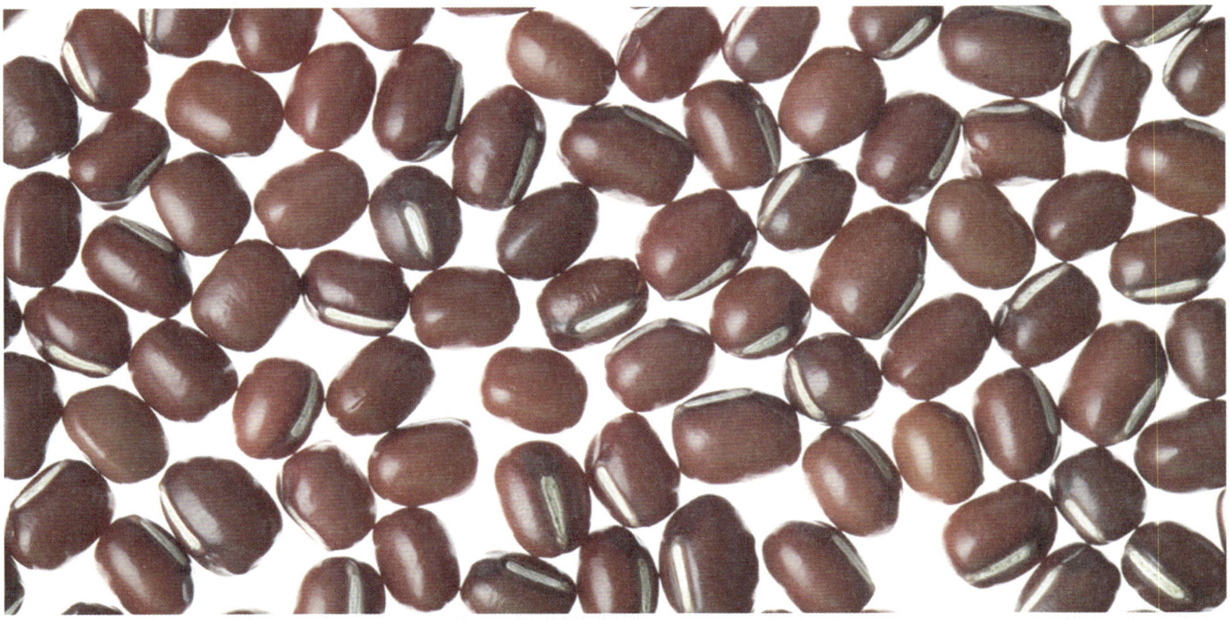

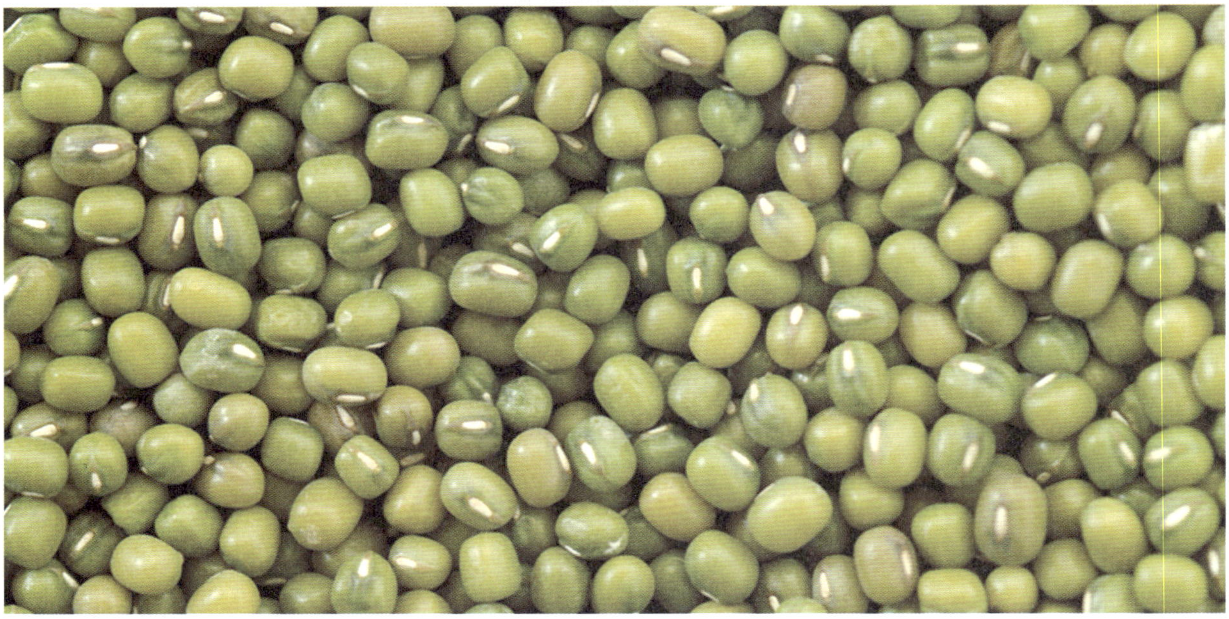

1 무엇인지 아시겠어요?
이름을 말씀해 보세요.

3 실제 크기가 가장 큰 것은 무엇일까요?

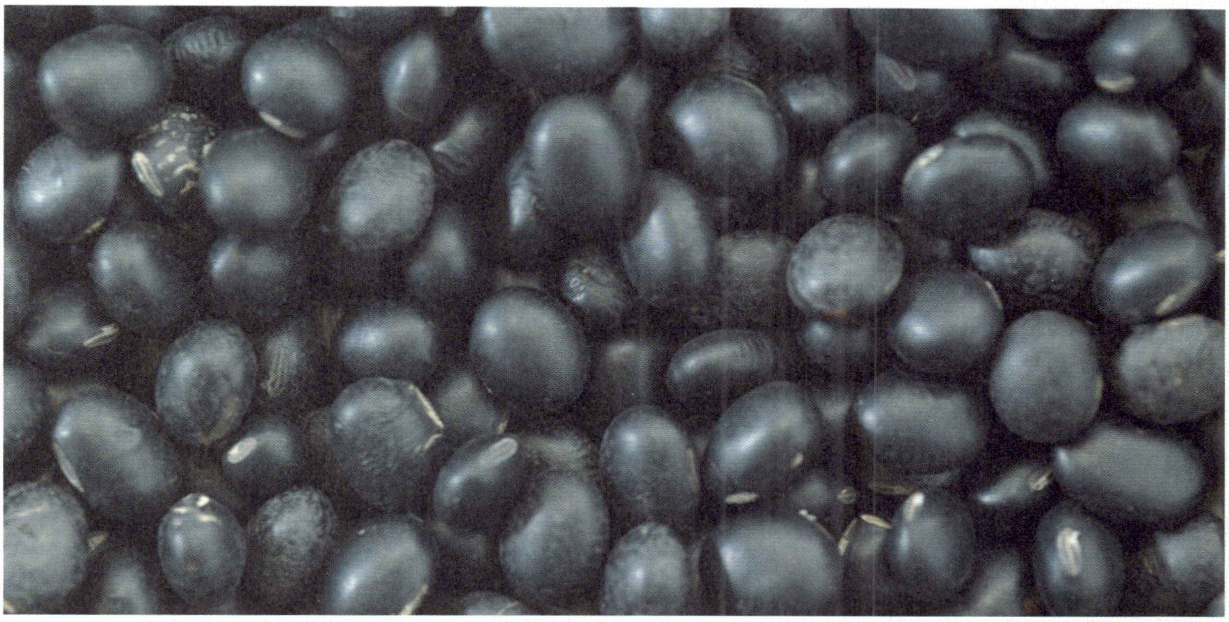

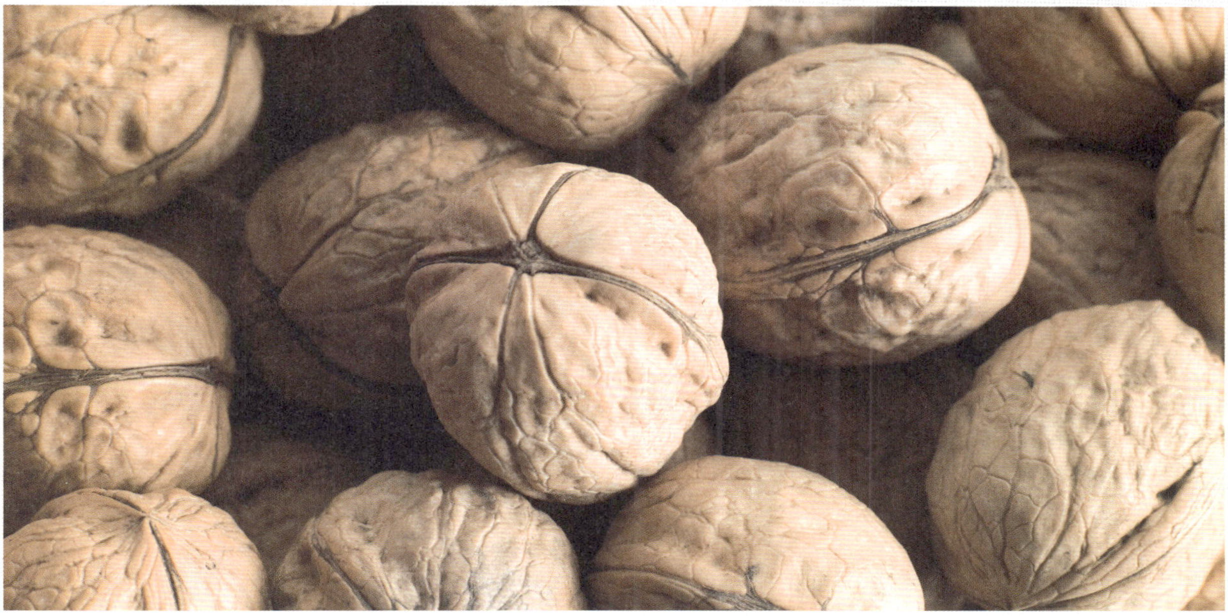

2 맷돌로 갈 수 있는 것을 모두 골라보세요.

4 팥죽을 만들 때 사용하는 콩은 무엇일까요?

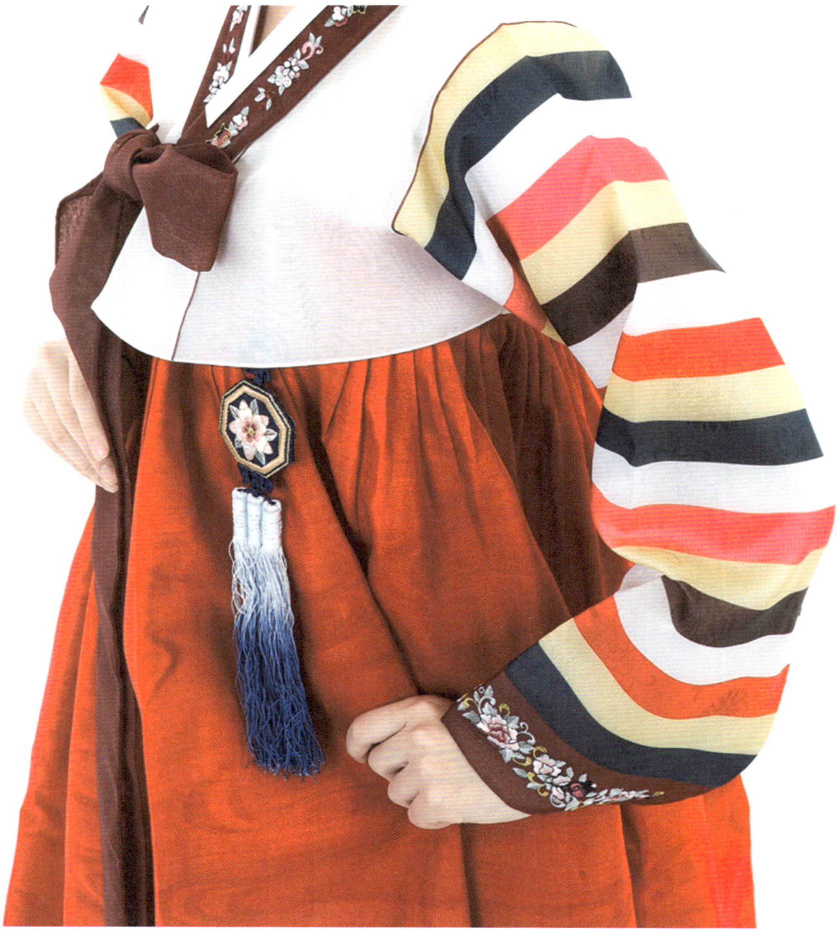

이야기해 보세요

- 어떤 옷인지 아시겠어요?

  어린아이들이 명절에 입는 옷으로 이름이 '색'으로 시작하는 옷을 무엇이라 할까요?

- 색동옷을 입어 본 적이 있으세요?
  몇 살 때까지 색동옷을 입으셨어요?

- 어머니께서 명절에 색동옷을 입혀주지 않아서 서운한 적은 없었나요?

- 색동옷의 색깔들 중 가장 좋아했던 색이 있으셨어요?

- 설빔으로 색동옷 외에 다른 선물을 받은 적이 있으세요?
  (예: 신발)

- 사진을 보고 떠오르는 생각을 자유롭게 말씀해 보세요.

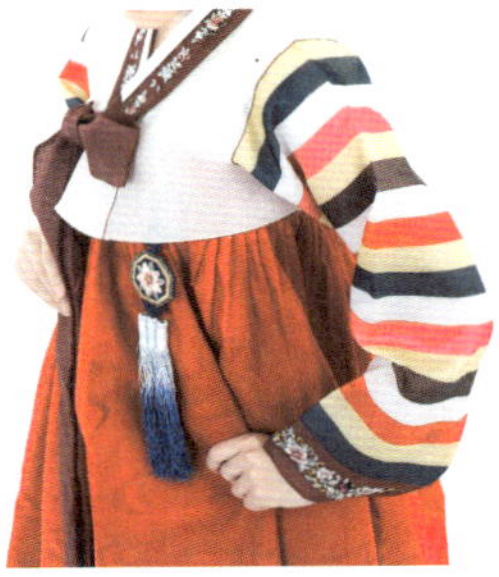

한번 해보세요

- 색종이를 오려 도화지에 붙이며 색동옷을 만들어 보세요.
- 여러 가지 색의 천과 실, 바늘을 사용하여 색동을 만들어 보세요.
- 집에 색동옷처럼 색깔이 알록달록한 물건이 있는지 찾아보세요.
- 한복을 파는 장소에 찾아가 보세요. 어떤 색깔의 한복을 파는지, 가격은 얼마인지 한번 살펴보세요.

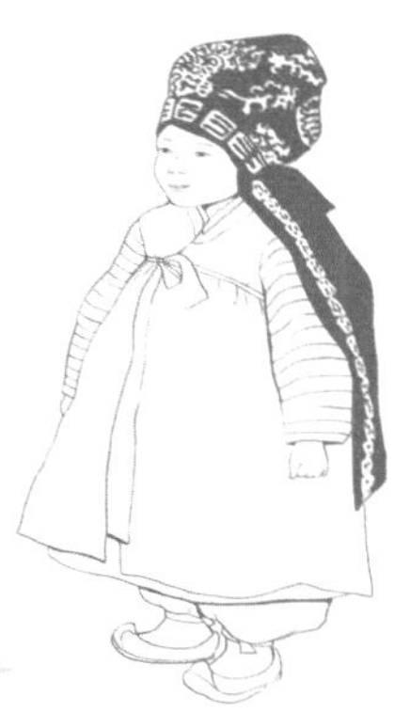

명절에 아이들이 주로 입던 알록달록한
색동옷을 한번 그려보세요.

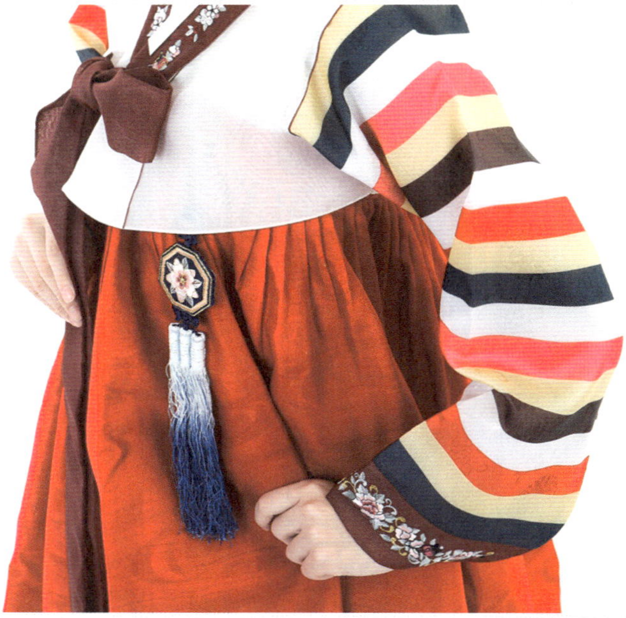

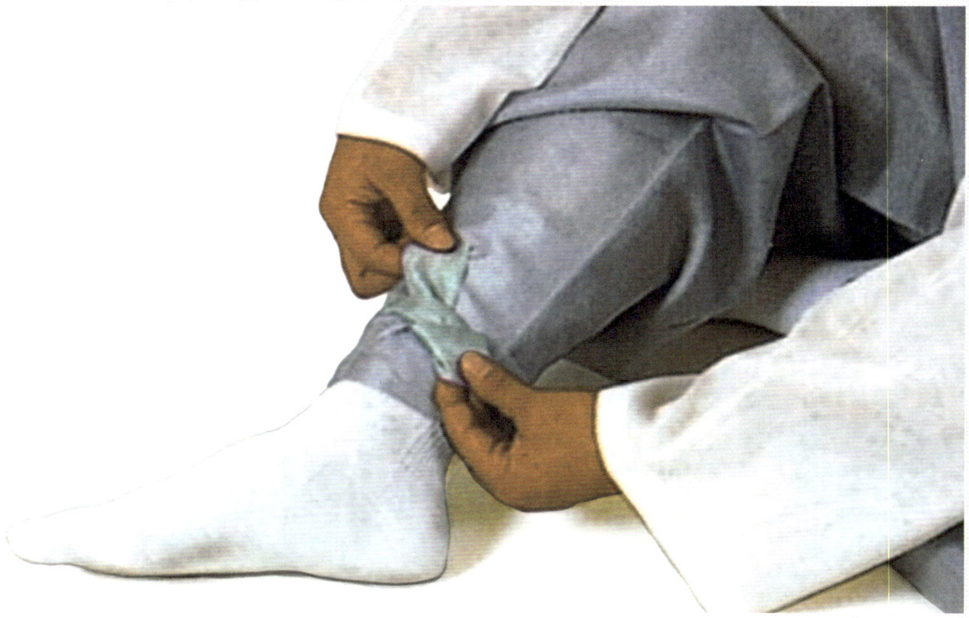

1 무엇인지 아시겠어요?
이름을 말씀해 보세요.

3 남자들만 사용하는 것을 모두 골라보세요.

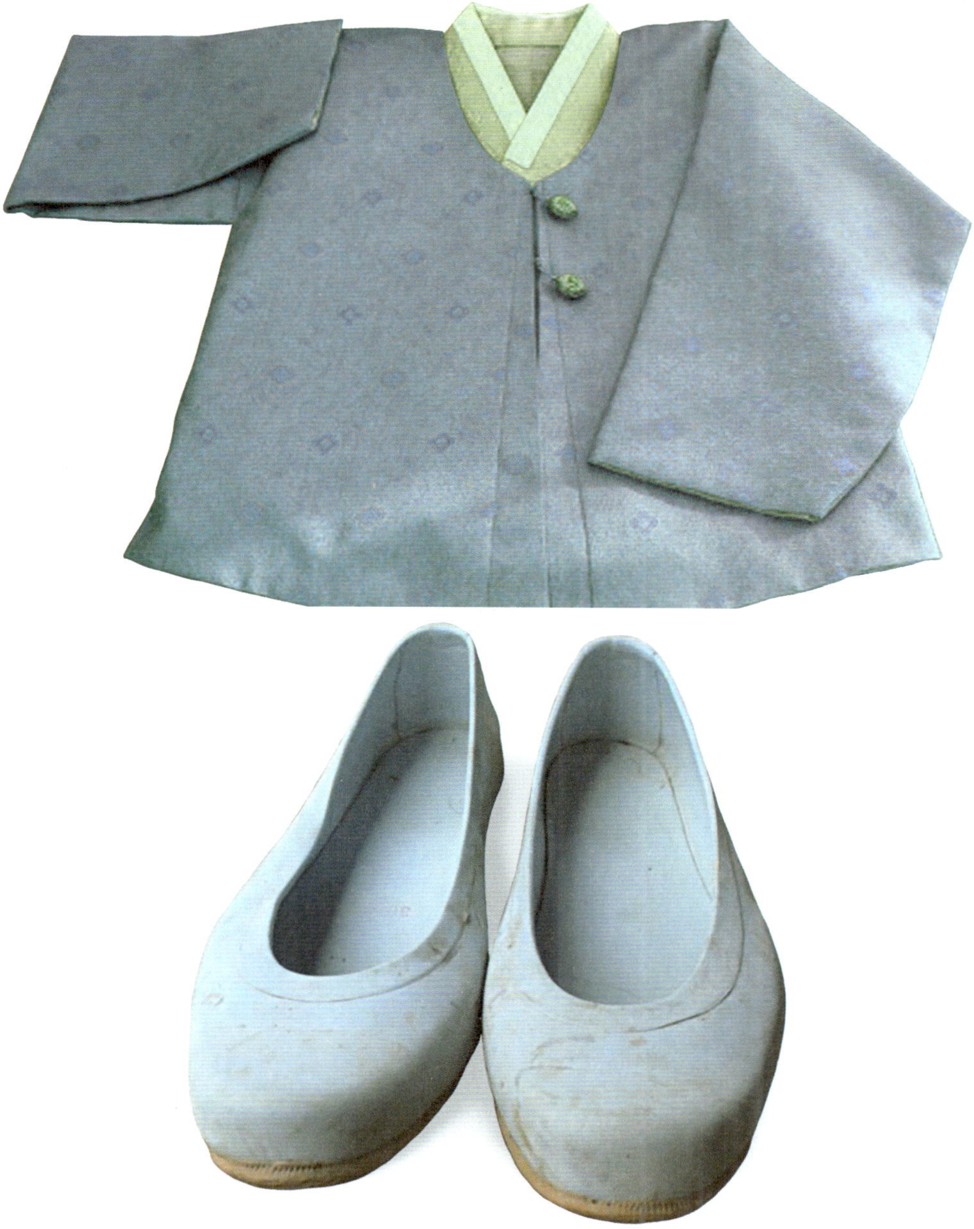

2 여자들만 사용하는 것을 골라보세요.

4 한복이 아닌 것은 무엇일까요?

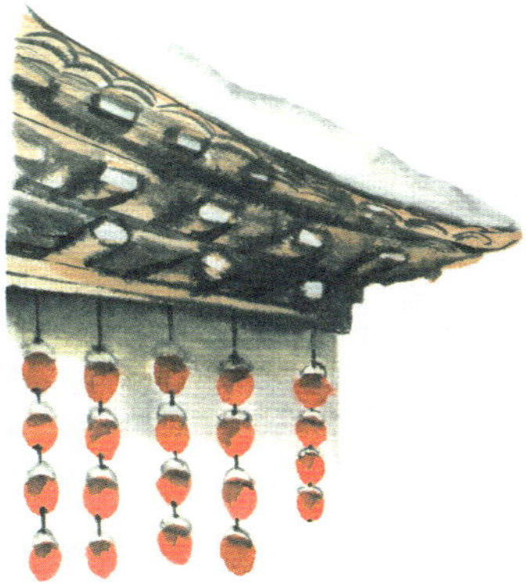

27 눈 덮인 하얀 세상

1)

눈사람	장갑
연탄	선풍기

2) 선풍기
3) 눈사람
4) 장갑, 연탄

33 액운을 몰아내는 동지 팥죽

1)

팥죽	누룽지
육개장	죽

2) 팥죽
3) 누룽지
4) 육개장

41 "잘 살아보세", 새마을 운동

1)

새마을운동마크	새마을운동 노래
운동화	박정희 대통령

2) 박정희 대통령
3) 새마을운동마크, 새마을운동 노래, 박정희 대통령
4) 운동화

답안

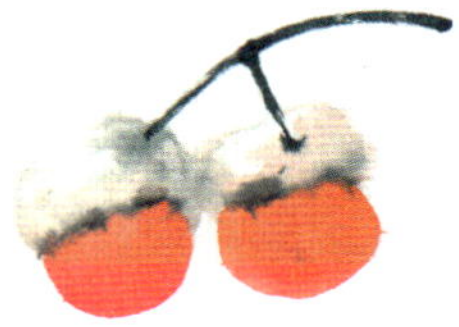

47 달려라 달려, 바람개비 씽씽!

1)

바람개비	연
비행기	종이비행기

2) 연
3) 바람개비
4) 비행기

---

53 쥐를 잡읍시다!

1)

옥수수	쌀
벼	양파

2) 쌀, 벼, 옥수수
3) 옥수수
4) 양파

---

59 김장, 온 가족의 작은 잔칫날!

1)

배추	깻잎
고추	마늘

2) 배추, 고추, 마늘
3) 고추, 마늘
4) 고추

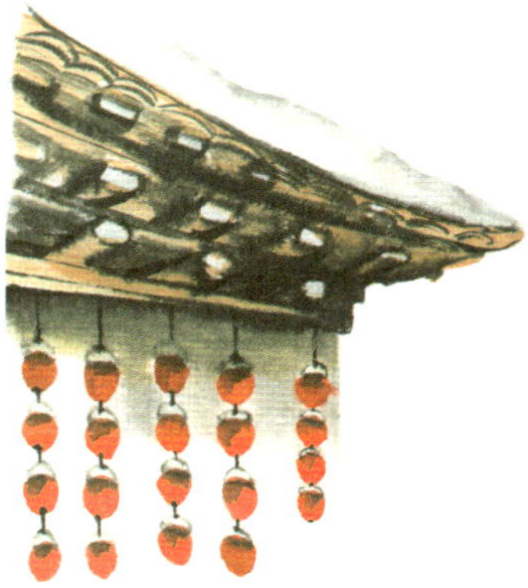

65 옹기 종기 장독대

1)

물레방아	상
키	장독

2) 키
3) 물레방아
4) 장독

---

71 가을 고향처럼 그리운 초가집

1)

아파트	기와집
초가집	복덕방

2) 아파트
3) 기와집
4) 복덕방

---

79 처마끝 얼음이 꽁꽁 고드름

1)

아이스크림	고드름
팥빙수	붕어빵

2) 붕어빵
3) 아이스크림, 팥빙수, 붕어빵
4) 아이스크림, 팥빙수

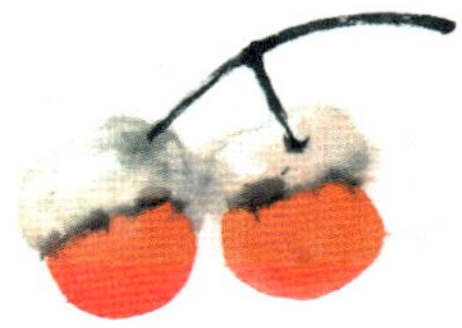

85 한살 더 먹으려면 떡국은 먹어야지!

1)

떡국	수제비
떡볶이	가래떡

2) 떡국, 떡볶이
3) 가래떡
4) 떡볶이

---

91 "오래오래 사세요!" 환갑잔치

1)

7세	46세
62세	25세

2) 62세
3) 7세와 62세 – 생크림 케이크, 46세 – 초콜렛 케이크, 25세 – 치즈 케이크
4) 7세

---

97 "도, 개, 걸, 윷, 모" 윷놀이

1)

화투	투호
썰매	윷

2) 투호, 윷
3) 썰매
4) 화투, 투호, 윷

105 "저 푸른 초원 위에" (남진)

1)

님과 함께	물레방아 도는데
빈잔	애국가

2) 물레방아 도는데
3) 빈잔
4) 애국가

---

111 "심지에 불 붙여라!" 곤로

1)

연탄	곤로
난로	붕어빵기계

2) 연탄, 곤로, 난로
3) 붕어빵기계
4) 난로

---

117 연탄 갈아 보셨나요?

1)

솔방울	옥수수
연탄	장작

2) 솔방울, 연탄, 장작
3) 옥수수
4) 솔방울, 옥수수, 장작

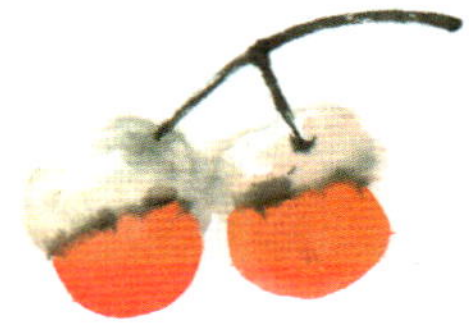

123 주렁주렁 구수한 메주

1) 메주를 만드는 과정이예요
2) ③ 보관하기
3) ② 콩 삶기 → ① 콩빻기 → ④ 모양 만들어 말리기 → ③ 보관하기
4) ① 콩빻기

129 겨울에도 늘 푸른 소나무

1)

대추나무	사과나무
벚꽃나무	소나무

2) 소나무
3) 대추나무, 사과나무
4) 소나무

135 겨울 별미 군고구마

1)

고구마	파인애플
포도	바나나

2) 고구마, 포도, 바나나
3) 고구마
4) 바나나, 파인애플

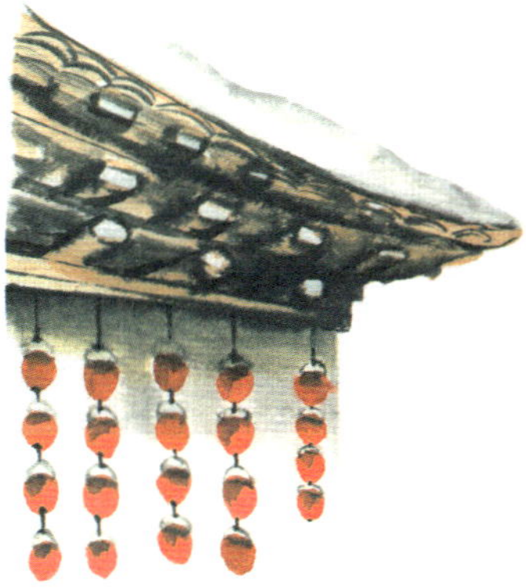

141 온 가족이 조상님께 인사와 약속을 드리던 제사

1)

순대볶음	대추
굴비	전

2) 대추, 굴비, 전
3) 순대볶음
4) 굴비, 전

---

147 얼음 위를 씽씽, 썰매타기

1)

수영복	장갑
스웨터	털모자

2) 장갑, 스웨터, 털모자
3) 수영복
4) 스웨터

---

153 "홍단이로구나~" 둘러앉아 화투놀이

1)

홍싸리	국준(쌍피)
오동(쌍피)	비(쌍피)

2) 홍싸리
3) 비
4) 국준, 오동, 비

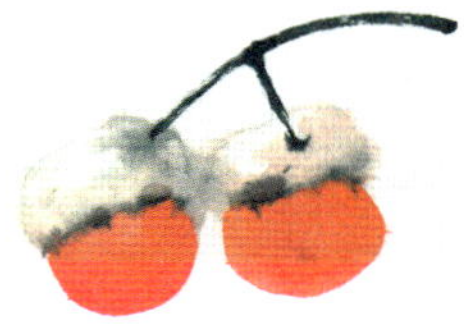

159 "복조리 사세요, 복조리요!"

1)

네잎 클로버	복조리
숫자 4	입춘대길

2) 복조리
3) 네잎 클로버. 복조리, 입춘대길
4) 입춘대길

---

165 "드러럭 드러럭" 맷돌 갈아 보셨나요?

1)

팥	콩
완두콩	호두

2) 팥, 콩, 완두콩
3) 호두
4) 팥

---

171 오방색 색동 때때옷

1)

색동 저고리	남자 마고자
대님	고무신

2) 색동 저고리
3) 마고자, 대님
4) 고무신

겨·울·의·추·억

여보, 우리가 처음 만났을때
읍내 다방 기억나오?
눈이 너무 많이 내려 약속시간보다
한시간이 늦었는데 얼굴 붉히지 않고
웃어주던 당신얼굴이 지금도 생각나오.
40년을 함께 해준 내 고마운 아내.

기억의 끝자락까지 함께할 소중한 당신에게

겨 · 울 · 의 · 추 · 억

당신, 맞선봤을때
그 추운겨울 동백기름바르고
홑양복으로 멋내서,
읍내 다방문 열고 들어섰을때
어찌나 추워보이는지, 약속시간보다
많이 늦었어도 그모습에 그만 웃었답니다.
든든한 내옆지기, 사랑하는 내 남편.

기억의 끝자락까지 함께할 소중한 당신에게